知的生きかた文庫

ビジネスに効くサウナ術

本田直之

松尾　大

JN109246

三笠書房

人はみな生まれながらに平等だが、サウナ以上に平等な場所はない。

Saunaa tasa-arvoisempaa paikkaa ei ole.

——フィンランドに古くから伝わる言葉

はじめに

「今、日本はサウナブームに沸いている」

この本を手にとってくださった方の中には、「え、サウナ？　何それ、流行ってるの？」

が流行っているよね」と思う人もいれば、「そうそう、最近サウナ

と思う方もいらっしゃるかもしれません。

僕らはこれまで、20年以上にわたってサウナに入り続けてきました。

本田は経営する会社の上場準備で、最も忙しかった2000年頃から。　松尾は20歳

くらいの頃、札幌でいろいろな事業をやり始めた頃から。

当時は今のように本格的なサウナ施設も少なければ、「こうやって入ると良い」と

いった具体的な方法論もなく、ただ自分たちの「気持ちいい」という感覚に身を任せ、

手探りでサウナに入り続けてきましたが、気がつけば、かたや数々のサウナイベント

をプロデュースし、かたや "ととのえ親方" と呼ばれながらサウナ室のディレクショ

ンも手がけるようになって、すっかり「サウナ界」の真ん中にいるようになりました。

4

そうやって人生の半分以上をサウナに入り続けながら、その動向を見守り続けてきた僕らからすると、今日本には空前のサウナブームが起きていると感じます。

2016年頃から、じわじわとサウナブームの予兆のようなものが感じられていましたが、2019年に入ってそのブームが一気に爆発し、コロナ明けの今が最も盛り上がっているという印象です。

もちろんドラマや映画の影響も大きいと思うのですが、今これだけサウナがブームになっている本質的な理由は〝今の時代が求めているものとサウナがもたらしてくれる効用がぴったりマッチしているから〟。それに尽きると思います。

経済は停滞し、日頃のストレスや将来に対する不安が日に日に増していくような感覚。僕らを取り巻くそうした閉塞感を打破して、人生を明るく、楽しく、幸せを感じながら生きていくために必要な力を、サウナがもたらしてくれるのです。

また経営者の視点で考えてみると、最もハードなスケジュールを送るビジネスパーソンや、激動の時代を生きる経営者の方にとって、サウナは最強のソリューションとなり得るだろうとも考えています。

そこで本書では、サウナが我々の人生に対して実際にどんな良い影響を与えてくれるのか、どうやって入ると良いのかについて、主にビジネスパーソンの方に向けてご紹介しつつ、僕らが巡ってきた海外のサウナのことや同じサウナ好きの経営者から訊いたこと、今、サウナブームの最前線で起きている事例についてまとめさせていただきました。

本書を読んで実際にサウナに入ってくださった皆さまが「ととのう」という境地を体験し、ご自身のビジネスや人生に対して劇的な効果を感じていただくことができたなら、僕らとしてこれ以上嬉しいことはありません。本当にそれだけの力が、サウナにはあるのです。

それでは、素晴らしいサウナの世界を、早速ご紹介してまいりましょう。

本田直之

松尾　大

6

目次

第2章　ビジネスに効く、サウナの効用

第 **5** 章 経営者たちのサウナ哲学

第6章 サウナはこれから、どこに向かうのか?

サウナで起きるイノベーション 186

おわりに 187

編集協力　片瀬京子

本文図版・イラスト　大野文彰（大野デザイン事務所）

第 **1** 章

なぜ、今、サウナなのか？

今、空前のサウナブームが起きている!?

「はじめに」でも書いた通り、今、日本にはサウナブームが起きている。

サウナの話をすると「実は僕もサウナが好きで、よく入りに行っているんです!」という若い人も出てくるし、サウナー（サウナ愛好者）を公言する著名人も、ずいぶん増えてきたように思う。たとえば、2019年に日本で開催されたラグビーのワールドカップで目覚ましい成績を残した日本代表のキャプテン、リーチ・マイケル氏。自宅にサウナがあり、心身のコンディションを万全の状態に保つために、サウナを利用しているのだという。

僕らの周りの仲間の中では、もはやサウナはある種の教養、「当たり前」のものになりつつあって、「ととのう」「羽衣」「サフレ」といったサウナ用語や「サウナ→水風呂→外気浴」という入り方のサイクルが一般化し、タナカカツキ氏の『サ道』（講談社）によってそれらがマンガで可視化され、芸能界屈指のサウナー、オリエンタル

16

ラジオ・藤森慎吾氏のサウナ専門番組「オリラジ藤森のThe SAUNNER 〜サウナdeアツアツ〜」で紹介されたりもした（現在は放送終了）。

2018年11月11日には、松尾が代表を務めるTTNE主催の日本のベストサウナ「サウナシュラン」が発表、2019年に入ってからは、『GOETHE［ゲーテ］』（幻冬舎）のウェブサイトで松尾の連載「ととのえ親方のサウナ道」が始まり、7月に『サ道』のテレビドラマ化（テレビ東京、のちにスペシャルドラマや続編ドラマなど計6シリーズを放送）、8月にはこれまたサウナを題材にしたドラマ『サウナーマン〜汗か涙かわからない〜』（ABCテレビ）の放送、9月にはサウナのドキュメンタリー映画『サウナのあるところ』が公開され、NHKなどのニュース番組でもサウナが取り上げられるなどのメディア展開が続く。コロナに突入した2020年3月は『サウナを愛でたい』（BS朝日）、『サウナーーズ』（WOWOW）と、同時期に2本のサウナ番組が始まり、2021年10月には『サバンナ高橋の、サウナの神さま』（TOKYO MX）がスタート。そしてコロナが落ち着きを見せた2023年7月には、女性サウナの金字塔ともいわれたマンガ『湯遊ワンダーランド』（テレビ大阪）が実写ドラマ化され、いよいよサウナブームが女性にも浸透しつつあることを、しっかり裏付け

る形になった。

いずれにもサウナ発祥の地・フィンランド由来のサウナ文化や効果的な入浴方法、実在するサウナ施設などが登場し、映像によってその魅力がリアルに伝えられている。

サウナ施設（サウナ専門の施設に加え、町の銭湯やスーパー銭湯など）は、探してみると意外とたくさん身近にあるもので、ドラマや映画を観て「サウナ良いかも……！」と思ったら、すぐに入りに行くこともできる。良い形で、今のブームの流れを牽引してくれている。

メディア化以前にどのようにサウナのブームが広まってきたのかといえば、やはり口コミの積み重ねによるものが大きいように思う。

そもそも、日本人の中に「これまで、サウナに全く入ったことがない」という人はほとんどいなかった。 温泉や健康ランドにサウナがあれば、誰でも一度は入ってみた経験があるだろう。

にもかかわらず、サウナに対して苦手意識を持つ人たちは非常に多い。今でこそサウナブームのおかげもあって「サウナが好き」という人も増えたが、それでもまだ7

割ほどの人たちが「サウナを苦手」と感じているという。

「熱い」「つらい」「苦しい」というサウナのイメージ。しかし、一部の人たちは本当のサウナとその力について、直感的に気づいていた。そして、近年正しいサウナ文化が様々な形で言語化・可視化されたことによって、それらを他者に伝えることが可能になり、徐々に広まってきたのである（ちなみに松尾も "ととのえ親方" として数々の経営者をサウナーに変え "ととのい" に導いてきた、まさにその張本人である）。

最近変わってきたサウナのイメージ

これまでのサウナには "汗だくな昭和のおじさん" という、なんだかイケてないイメージがあった。今ではちょっと想像がつかないかもしれないが、昔はサウナ室内でタバコを吸ったり、ヒゲを剃ったりするような人もいたりした。

だから僕らにも「サウナは好きだけど、サウナおやじだと思われたらいやだなぁ」とサウナ施設には行かず、ジムのサウナにしか行っていなかった時期もあったし、わ

ざわざ「サウナが好きです」と周囲には公言せず、個人的にサウナを楽しんでいた。

そもそも、サウナに入って気持ちいいのは、僕らにとっては当たり前のことすぎて周囲に話すまでもないことだった。「耳かきすると気持ちいいよね」と上司や部下、同僚はもちろん、家族や友人と確かめ合うことがないのと理由は同じだ。

そこには「美味しい」や「楽しい」ではなく「気持ちいい」という感覚を共有し合うことへの照れくささもあったのかもしれないし、「一緒にサウナで気持ちよくなろうよ」と友人を誘うのは、やはりなかなか勇気がいるものであった。

しかし、こうしたサウナのイメージも、ここ数年で大きく変わってきた。

「サウナ→水風呂→外気浴」という、**サウナをより気持ちよく楽しむための一連の流れが明確になり、僕らをはじめとする一部のサウナーが「もっと気持ちいいサウナの入り方」を他人に教え始めた**のだ。主に流行に敏感なIT企業の経営者やクリエイターの人々の間で「みんなで一緒に行こうよ」「入り方ちょっと教えてくれない?」というサウナに人を連れて行く流れが広がり、加速した。

ちなみにこうした流れは、日本でヨガやトライアスロンが流行したときに似ている

なと感じる。かつてオウム真理教がヨガ教室と偽って信者を勧誘していた影響で強烈な負のイメージのあったヨガに、2000年頃にセレブが颯爽とヨガマットを持って歩く海外のスタイリッシュなイメージが持ち込まれ、ライフスタイルとして急速に一般化した。

トライアスロンも "なんだか「鉄人」のようなストイックな人たちがやっている、マイナーな競技" という印象のあったものが、僕らの周りの経営者を中心に流行り出し、一気にブームへと波及した。

サウナもヨガもトライアスロンも、本来は良いはずのものがイメージの影響によって抑圧され、マイナーなものであり続けてきた。だからこそ、**その負のイメージが払拭されたとき、反動的なブームのインパクトも大きい**のである。

サウナは新たなカルチャーへ

最近増えてきたサウナ関連のイベントも、ブーム牽引の大きな要因となっているだろう。サウナがイベント化することで「みんなでサウナに行く」「友達を誘ってサウナに行く」といったことのハードルはだいぶ下がった。

「キャンプ×サウナ」「音楽×サウナ」「グルメ×サウナ」といった、サウナと他の要素のコラボレーションにより、サウナの楽しみ方も一気に拡大した。

2018年、僕らがTRUNK（HOTEL）のテラススイートにテントサウナを導入して開催したサウナ・パーティーでは、人気シェフの料理やDJのノリの良い音楽とサウナとのコラボを実現し、「おっさんの文化からカルチャーへ」を象徴する、日本サウナ史における歴史的なイベントとなった。YouTubeで「TRUNK HOTEL SAUNA PARTY」と検索してもらえれば、きっとその雰囲気を感じていただけるだろう。

また、下北沢の高架下で開催した「CORONA WINTER SAUNA SHI

「MOKITAZAWA」は、都心の真ん中でアウトドアサウナを楽しめる流行最先端のイベントとして、好評を博した。このイベントの最終日にも人気シェフの料理とワインを用意した会を開催し、「サウナとサウナ飯を楽しむ」というサウナの新たな方向性を提供した。

9月には、主催団体として運営に参加した日本最大級のサウナイベント・SAUNA FES JAPAN 2019が長野県フィンランドヴィレッジにて開催され、全国のサウナーが一堂に会した。これを機に、毎年日本各地でサウナイベントが開催されている。今後もますます、こうしたサウナ関連のイベントは増えていくだろう。

また、2017年に松尾が "サウナ師匠" こと秋山大輔とふたりで立ち上げたサウナーによるサウナーのためのサウナー専門ブランド「TTNE」では、サウナーのためのアパレル商品を展開し、文字通りの「サウナのファッション化」に貢献している。一度ホームページを覗いていただければ、今の日本のサウナシーンにいかに大きなイメージ変革が起きているか（あるいは僕らが起こそうとしているか）きっとおわかりいただけるだろう。

ずっと間違っていた、日本のサウナ

少し話題を元に戻そう。サウナはみんなが知っている身近なものなのに、なぜ、こんなにも多くの人が苦手意識を持っているのだろうか。「サウナはわかる人にしかわからない」とか「日本人には体質的にサウナが合わない」というわけではない。

これまでの日本のサウナは、ずっと間違っていたのである。

そもそも日本のサウナは、どれも1957年以降にできたものだ。

日本サウナの歴史をたどると、1956年にオーストラリアで開催されたメルボルン五輪に射撃選手として出場していた許斐氏利選手がサウナの存在を知り、当時銀座で開業していた東京温泉に導入したのが初めとされている。

ただし、当時のサウナはまだまだ知る人ぞ知る存在で、広く日本国民に知られるようになったのは、1964年の東京五輪開催時だった。フィンランドの選手が、選手村にサウナを持ち込んだことにメディアが注目してニュースとなり、一気に人口に膾（かい）

炙、1966年には渋谷にフィンランドサウナの1号店「スカンディナビア・クラブ」が誕生し、徐々に、サウナ施設が増えていった。

しかしながら、フィンランド式サウナが日本に導入されるにあたり、ひとつの誤りがあった。

「ロウリュ」をすることができず、サウナ室内の温度も90〜100℃近くと熱く、湿度も極端に低いドライなサウナが、一般的な日本のサウナとして定着してしまったのである。

そもそも、フィンランドのサウナの温度は75〜85℃程度とそんなに高くない。さらにそこにロウリュを行って湿度を高める。

ロウリュとは、ストーブ上のサウナストーンに水（アロマを入れることもある）をかけ蒸気を発生させること、ならびに蒸気そのもののことである。カンカンに熱せられたサウナストーンに水をかけると「ジューッ」という音とともに瞬時に蒸気が発生する。たちまちサウナ室内には蒸気が立ち込め、天井にぶつかってサウナ室全体の空気を動かし、じわぁっと全身から汗が噴き出て、身体の芯から温まる。

ちなみにフィンランドでは**「ロウリュ（蒸気）にはサウナの魂あり」**ということわざがあり、ほぼすべてのサウナでロウリュができるようになっている。

しかし日本ではロウリュの部分が抜け落ちてサウナが伝わってしまったのか、あるいは水をかけると壊れるタイプのサウナストーブだったのか、ロウリュすることのできるマイルドでウェットなサウナはほとんどなかった。

「とにかく熱くすればいいんでしょ？」というカラカラのオーブントースターのようなサウナが世に溢れ、サウナの中で呼吸をすれば、熱く乾いた空気がのどを傷める。直感的に身体に悪そうな感じがして「サウナ＝我慢」「サウナ＝苦手」「サウナ＝嫌い」という印象が残り、もう二度とサウナに近寄らなくなる。そして、「じっと我慢すること」に美徳を見出すおじさんたちだけがサウナに残り、ますますサウナのイメージを悪くしてしまったのだ。

しかし、それはある意味で当然の結果だった。これまでのサウナには「サウナの魂」であるはずの「ロウリュ（蒸気）」がなかったのだから。

「日本人は海外の文化を取り入れて独自の形に進化させるのが上手い民族」とよく言

26

われるが、サウナばかりは本来の姿と違った、不完全な形のまま継承されてしまったのである。

新しく快適なサウナが増えている

間違い、誤解され続けてきたサウナが、奇しくも二度目の東京五輪（2021年）の直前に再発見され、見直されている。

そしてこのサウナブームに呼応するように、サウナ施設も新しいものができたり、いまひとつだったものが改善されたりと、前向きな変化を遂げつつある。

「ロウリュ」の概念が普及し、流行ってきたことで、自分でロウリュ（セルフロウリュ）ができるサウナや、定期的に自動でサウナストーンに水がかかり（オートロウリュ）サウナ室内の湿度が適切に保たれるような、本場フィンランドのものに近いサウナが、少しずつではあるが増えてきたのだ。

また、「サウナ→水風呂→外気浴」のサイクルに欠かせない、水風呂や休憩スペー

スも進化し続けている。ざぶざぶ泳げるプール式の水風呂やフィンランド北部の自然を再現した薄氷の張った水風呂、その場所ならではの絶景を眺められるよう計算されて配置された「ととのい椅子」。どこに行っても画一的であったサウナが、バラエティ豊かなエンターテインメント施設へと変わりつつある。

もちろん、旧来のドライなサウナもまだまだ多い。しかしこれだけサウナがブームになっている今、そうした状況はすでに変わりつつある。

サウナの最大の効用は「ととのう」ことだ

本田はだいたい年間200、松尾は700くらいのサウナに入っている。基本的には毎日入るし、1日に2回入ることもある。僕らにとってサウナに入ることはお風呂に入ることと同じように習慣化してしまっていて、もはや「何のために入るのか？」と改めて意識することは少ない。

しかし、その目的をあえて言葉にするならば、それは、「ととのう」ためだ。

28

「ととのう」という状態を一言でいうならば「心と身体がリフレッシュされた、調和のとれた理想的な状態」であろう。サウナから出たところには、サウナに入る前とは全く異なる、精神と肉体のととのった状態がある。このときの「ととのう」という身体がふわふわして気持ちいい感覚を、「恍惚感」や「トランス状態」と表現する人もいるし、ランナーズハイのときの感覚に近いという人もいる。

日々の日常生活では、ととのう環境が手に入らないどころか、満員電車、無茶振りをしてくる取引先や思いつきでものを言う上司、仕事が立て込んでいるときに限って叫ばれる働き方改革など、ありとあらゆるストレスに晒され、膨大なノイズが心と身体に蓄積する。残業が多く「家には寝に帰るだけ」という人もいるだろうし、家族がいる場合には「ストレスとまでは行かなくとも何らかの気づかいが必要で、なかなか心が休まらない」という人もいるだろう。

こうした現代社会でサウナは、ビジネスパーソンの心の拠（よ）り所、ストレスの多い世の中から精神と肉体を一時避難させ立て直すための、瞑想空間となる力を持っている。

自宅にサウナをつくったLINEヤフー株式会社代表取締役会長の川邊健太郎氏もこう語る。

『**なぜサウナに入るのですか？**』と聞く人がいるけれど、逆に『**なぜサウナに入らないのですか？**』と聞きたくなる。『**あなたは、サウナでととのう必要もないくらい、恵まれた環境で生きているのですか？**』と」

しかしながら「ととのう」は、サウナーからするといまやすっかりお馴染みの言葉であるものの、この境地に至ったことのない読者の皆さまにとっては今ひとつぴんとこない、どこかうさんくささを感じさせてしまう言葉であるかもしれない。

実際にサウナは、そのあまりに素晴らしすぎる効用ゆえ「副作用のないドラッグ」と揶揄して呼ばれることもある（もちろん、サウナはドラッグではないし、合法だ）。

そこで次の章では、サウナに入って「ととのった」と実感するとき、我々の心と身体にどんな変化が起きているのか、具体的にどんな良いことがあるのかといったサウナの効用についてご紹介したい。

30

第2章

ビジネスに効く、サウナの効用

ビジネスパーソンにこそ、サウナが必要だ

僕らはプロのサウナーとして、「あらゆる人にサウナの良さを知ってもらい、サウナを通して人生をより豊かで幸せなものにしてほしい」と願ってやまないが、特にビジネスパーソンの人にこそ、ぜひサウナーになってほしいと思っている。

なぜなら、サウナには、ビジネスパーソンにとって極めて有用と思われる効果がたくさんあるからだ。

同様の効果のうち一部は、筋トレなどの他の活動によって手に入れることも可能だ。

しかしながら、5分から10分間程度といったごく短時間の間に、ただじっとサウナに座っているだけで良い効果が得られるという点は、忙しいビジネスパーソンにとって非常に嬉しいところである。

もちろんこれらの効果は、ビジネスパーソン以外の人たちにとっても同じように有効なものであるが、日々様々なストレスに晒されるビジネスパーソン一人ひとりの負担をサウナが少しでも軽減し、ひいては日本社会の生産性向上、経済の発展に繋がれ

ば、それ以上のことはないと思う。

そして、それだけの力がサウナにあると、僕らは本気で考えている。

それでは、そんなサウナのスゴい効果について、ひとつずつ解説していこう。

〜フィジカル的効用①〜 運動後の爽快感、リフレッシュ効果

サウナの効果で最も代表的なのは、運動後に得られるのと同じ爽快感、リフレッシュ効果だ。

2019年に医学雑誌に掲載されたドイツの研究によると、25分間のサウナ浴と30分間の休憩によって心臓にかかる負荷は、中程度の強度のエアロバイクを漕いだ人々にかかる負荷に相当し、**サウナには軽いトレーニングと同程度の心臓や血管を鍛える効果がある**という。「運動したいけどなかなかとまった時間が取れなくて……」「運動があまり好きではない」という読者の方には、かなり期待と可能性を感じていただけるニュースではないだろうか。

さて、まずは「サウナ→水風呂→外気浴」というサイクルの中で身体にどのような変化が起きているかについて、簡単にご説明しよう。

サウナ室に入ると、身体は熱い空気に包まれてじわじわと汗が出てくる（汗が出るまでの時間には個人差があるが、サウナに入って汗をかくのに慣れれば慣れるほど発汗までの時間は短くなり、サウナ室内に足を踏み入れるとほとんど同時に、クリスタルのようなきめ細かい汗が全身の毛穴から噴き出してくる）。体内の老廃物が汗とともに排出され、身体の物質交換が進んで疲労回復に繋がる。

そうしてしばらくサウナにいると、だんだん熱くなってきて、40℃近くまで上昇した体温を冷まそうと皮膚の表面の血流量が増加し、脈拍も平常時の2倍ほどの速さになる。

「サウナ＝気持ちいい」というわけではなく、むしろ不快感が増して交感神経が活発になる。80〜90℃もあるサウナ室に何時間も居たら死んでしまうので、身体が危険信号を出すために交感神経が活発になるのは生物としては当たり前のことだ。

そうして「熱くなってきたな……」となってきたところで、サウナ室を出て水風呂に入る。温められていた身体が冷たい水で急速に冷やされ「気持ちいい〜!」となるところなので、サウナーの中にも特に水風呂をメインの楽しみにしている人は多い。

しかしながら水風呂でも、リラックスしているときに優位になる副交感神経ではなく、交感神経が優位になる。16℃などの水風呂(場所によっては一桁台の温度の水風呂もある)にずっと浸かっていたら、体温はどんどん下がり、またもや生命の危機に晒されることになるからだ。

水風呂も十分に浸かったところで、浴槽を出て、外気浴スペースで休憩を行う。

このとき、**サウナ→水風呂で大きく交感神経優位になっていたところから、反発して逆に副交感神経が優位となり、身体全体が一気にリラックスモードに入る**。水風呂によってぎゅっと収縮していた血管が解放され、体表温度も脈拍も平常時近くに戻る。

この交感神経優位から副交感神経優位に自律神経がスイッチする際の感覚、極端に暑かったり寒かったりした環境から、平常の環境に戻ってくると「ホッとする」。

この、自分の基準である体温や脈拍へと一旦リセットされ、リブート（再起動）されるときの、いうなれば野性的な感覚が、サウナにおける爽快感であり「ととのう」という感覚の正体だ。

この一連の流れを終えると、血流の変化によって身体の凝りがほぐれ、全身のだるさや疲れが取れる。頭はシャキッとすっきりする。「これから仕事を始めよう！」というタイミングや「まだやらなきゃいけないことはあるけれど、そろそろ疲れが溜まってきたな……」というときにはぴったりのリフレッシュ方法だ。

前述の通り、この爽快感というのは、マラソンを走ってゴールしたときの達成感や、筋トレで極限まで筋肉に負荷をかけた後のじんわりとした感覚と似ていて、運動によってその代わりに得ることは可能だ。

ただし、**サウナが他の運動と異なるのは、30分〜1時間というごく短時間の間に運動と同様の効果を得られる点と、ただサウナや水風呂に入って休憩するだけで良く、特別な身体能力や技能、努力を必要としないこと**である。

筋トレや運動はあまり好きでも得意でもない、やろうと思ってもなかなか時間が取

れない、長続きしない、という人にも今すぐ取り入れていただけるという点で、サウナは万人に効果のあるリフレッシュ方法と言えるだろう。

もしかしたら「単にリフレッシュ効果を得るためならば、お風呂やシャワーでも同じなのでは？」と思われる方もいらっしゃるかもしれない。

お風呂の場合には、お湯によって水圧がかかり、対流によって効率よく体を温めることができる。しかし、水圧がかかる分汗はかきにくく、自律神経による体温調節がしづらいため、交感神経を最大限まで使うことができない。

すなわちお風呂とサウナでは全く役割が違うのだ。お風呂では水圧によるマッサージ効果とお湯による温浴効果で効率よくリラックスできる。一方サウナには、自律神経を最大限に使い、疲弊した神経をリセットさせる効果があるのだ。

また、シャワーの場合も、身体の表面の汗や汚れを流してすっきりすることはできても、じっくり汗を流すというところまでは至らないだろう。

こうしてみるとサウナは、**汗をかく機会の少ない現代人がしっかり汗をかいて身体**

の調節機能を保つための、運動以外の唯一の方法といえるかもしれない。

フィジカル的効用②　良質な睡眠が得られる

今、日本は眠れない国だ。

テレビやネット、雑誌では頻繁に眠りについて特集されているし、「よく眠れる」ことを打ち出した寝具も数多く販売されている。1日遊べばすぐに眠れた子供の頃のようにはいかず、睡眠障害に悩む大人が増えているのだ。背景には、ストレスや運動不足のほかに、PCやスマートフォンといった、私たちが当たり前に長時間使用しているデバイスのブルーライトという、現代ならではの要因もあるだろう。

「眠りたいのに眠れない」ということはそれ自体がストレスであるし、翌日の仕事のパフォーマンスにも大きな影響を与える。**睡眠不足状態での仕事効率は飲酒時のそれと同じ**、という研究結果も出ているほどだ。

こうした睡眠に関する悩みを抱えたビジネスパーソンにも、ぜひサウナをおすすめしたい。サウナに入った日の夜というのは本当によく眠れるし、**「サウナに入れば睡眠薬は必要ない」とフィンランドでも言われるほど、睡眠効果が高いからだ。**

帯広の北斗病院と慶應義塾大学に勤務し、がんの遺伝子検査を専門とする"サウナドクター"こと加藤容崇医師（サウナが身体に与える影響を医学的に研究するため、松尾が設立した日本サウナ学会の代表理事でもある）は、「サウナが睡眠に与える影響」を検証すべく、サウナに入った日と入らなかった日の自身の睡眠状態を計測した。

すると、**サウナに入らなかった日の夜は、脳や身体の疲労を回復させる深い睡眠の割合が全体の14％程度だったのに対し、サウナに入った日の夜は約28％と、全体に占める深い睡眠の割合が2倍近くになっていた。**すなわち、サウナに入った日の方が睡眠の質が改善し、ぐっすり眠れていたのである（41ページ図参照）。

実際サウナに入った後というのはあまりによく眠れてしまうので、帰りの電車を乗り過ごしてしまうこともしばしばだ。しかも深い眠りなので、なかなか起きない。

「できるだけ長く眠り、しっかり疲れを取りたい」と考えている人は多いが、忙しいビジネスパーソンにとって、十分な睡眠時間を確保するのはなかなか難しい。

理想的な睡眠時間が約8時間程度であるのに対し、働きざかりの40代日本人の半数前後は毎日6時間未満しか眠れていないという。また「睡眠時間は取れているけれども体質的に睡眠が浅く、なんだか疲れが取れた感じがしない」という人もいるだろう。

であれば、サウナの力を借りて、睡眠の長さよりも質を高められないか、試してみるのはいかがだろうか。

ちなみに、深い睡眠効果を得たいときには「サウナ→水風呂→外気浴」のサイクルを3セットくらい繰り返し、身体を副交感神経優位のリラックスモードに導いてあげるのがポイントだ。

逆に、リフレッシュして作業をしたいときに長時間サウナに入ってしまうと、身体が疲れて眠くなってしまうので注意が必要。得たい効果に合わせて、効果的なサウナの入り方も微妙に異なってくるのである。

■ サウナ後における睡眠相の変化

凡例: レム睡眠　浅い睡眠　深い睡眠

サウナに入らなかった日
- レム睡眠 23.9%（82分）
- 浅い睡眠 61.8%（212分）
- 深い睡眠 14.3%（49分）

サウナに入った日
- レム睡眠 10.0%（33分）
- 浅い睡眠 61.6%（204分）
- 深い睡眠 28.4%（94分）

深い睡眠の時間が約2倍に!

提供：北斗病院

フィジカル的効用③　ご飯が驚くほど美味しくなる

ちなみに、サウナに入る前にたらふく食事をすることはおすすめできない。胃や腸などの消化器に消化のための血液が集中してしまい、身体への負担が大きくなるからだ。

サウナが運動に近いということは先ほど述べた通りだが、ご飯をたくさん食べた後に激しい運動をすると、気持ち悪くなったり、わき腹が痛くなるのと同じ、と考えていただければイメージしやすいだろう。ご飯を食べた後にサウナに入ると、サウナが不味（まず）くなってしまうのだ。

従って、食事はサウナの後の方がおすすめなのだが、理由は身体への負担のほかにもある。

サウナの後は、ご飯が美味しく感じられるのだ。それも、体感的には通常の２倍ほどである。

その具体的なメカニズムについては、現在「ととのう」という現象を研究する中で解明されつつある、というところだが、基本的には味覚が敏感になりいつもより味がはっきりと感じられるため、普段は「なんだか物足りないな」と感じていた薄味の料理にも奥ゆかしい旨みが感じられるようになる。

このことをよく理解しているサウナ施設は「サウナ飯」の名の下に旨い飯を用意しており、それがまたそのサウナの名物となっていたりもする。

だから僕らは、特に重要な会食や星付きレストランでのとっておきの食事には、必ずサウナに入ってから行くようにしている。その方が食事をさらに美味しく楽しむことができるし、一度この感覚を知ってしまうと、「サウナに入らないで食事に行くこととは、一緒に会食してくれる相手やシェフに失礼だ」とすら感じるようになってしまったからだ。

ちなみに「サウナに入ると本当になんでもかんでも美味しくなるものか」というとそれは少し違い、サウナ後に食べたくなるもの、美味しいと感じるものには、なんとな

くの傾向がある。発汗によって体内から塩分が出てしまっているため、身体が欲しているしょっぱいものや塩分は特に美味しく感じるのだろう。かつては何のためにあるのか判らなかったレモンサワーやソルティードッグのグラスの縁についている塩などが「最高に旨い」と感じるようになった。

また、逆に甘みは少し感じにくくなるらしく、たしかにこってりとしたチョコレートやケーキはサウナ後に食べたいとは思わない。

「究極のサウナ飯」の探求も、サウナーにとって大きな楽しみのひとつなのだ。

また、**サウナに入った後は細胞が脱水状態となり食べ物や栄養素の吸収率が上がる**ため、身体に良いものを食べることも健康にとっては有効だ。サウナ後にビタミンやミネラル、たんぱく質の豊富な食事を摂ることで、身体の内側からキレイで健康になることができる。女性客の多いサウナやスパ施設では、こうした栄養バランスを意識した食事メニューが用意されていることも多い。

もちろんサウナから出た後に、至福のビールやレモンサワーで一杯やるのか、ビタ

ミントたっぷりの食事でゆっくり身体をいたわってあげるのかどうかは、完全に個人の自由である。

免疫力が高まり、風邪を引きにくくなる

ハードな生活を送るビジネスパーソンにとって「体調を崩さない」ということは最も重要なことのひとつだ。いくら普段の生産性が高い人であっても、一度酷い風邪やインフルエンザで1週間も寝込んでしまうと、仕事に大幅な支障をきたしてしまうからである。

従って、意識の高いビジネスパーソンの中には、自分の身体のコンディションを常に良い状態に保つために様々な努力をしている、という人も少なくないだろう。

こうした普段のコンディション維持や免疫力のアップにもサウナが役に立つ。なんと、**サウナに入ると風邪を引きにくくなるのだ。**

オーストリア・ウィーン大学の研究チームが、**週に2回以上サウナに入るグループ**

心臓病、アルツハイマー病などの健康リスク低減

汗をかいてすっきりする、ぐっすり眠れて疲れが取れる、食事が素晴らしく美味しくなる、風邪を引きにくくなる。サウナに行ってすぐに得られるこれらのフィジカル

と、サウナに入らないグループの風邪の罹患率を6ヶ月間にわたって調査したという論文によると、サウナに入る人はそうでない人に比べて約50%も風邪にかかる率が低かった。また、6カ月間のうち後半の3カ月間においてその差が顕著に表れており、これは習慣的にサウナに入ることで身体の免疫力が上がったことを意味していると考えられるということだ。

たかが風邪、されど風邪。僕らにとって最も身近でかかりやすい疾患だからこそ、リスク低減の有用性も高いというものである。特に風邪が流行り出す秋～冬の期間なら、サウナに入って身体を温めながら同時に免疫力も高められて、一石二鳥だ。

的効用は、これだけでも十分に嬉しいものだが、サウナには、長期的な健康にとってもスゴい効果がたくさんある。

ひとつは、心臓病のリスク低減だ。

東フィンランド大学（University of Eastern Finland）は、フィンランドの東部に在住する中高年男性（42〜60歳）2315人を対象とした調査を実施し、突然心臓死、冠状動脈性心臓病による死亡、心疾患による死亡、そして全死因による死亡などのリスクとサウナ入浴との関連性を調査した。それによると、**週に4回以上サウナに入る人は、週に1回しかサウナに入らない人に比べて、突然心臓死のリスクが63％も低かった**という（ちなみに「11分間未満」「11〜19分間」「19分間以上」の3グループで分けてみると、長く入るグループの人の方が心血管疾患にかかる可能性がより低くなる傾向にある。ただし、この時間は一度に連続してサウナに入る時間ではなく、何回かのサイクルの中でサウナにいた時間の累計と思われる）。

また同様に、**循環器疾患、すなわち、心筋梗塞や狭心症になるリスクについても、日常的にサウナに入る人はそうでない人に比べてそのリスクが半減する。**そして結果

的に、**サウナに日常的に入る人は、寿命も長くなる**という。

日本人の三大死因は悪性新生物（がん）、心疾患、脳血管疾患であるが、サウナを習慣化すれば、循環器疾患である心疾患や脳血管疾患のリスクを半分にまで下げられるというのだ。

また、さらに驚きの研究報告に「サウナが認知症を予防する」というものもある。東フィンランド大学のロッカネン博士が、心臓病の際と同じ手法でサウナの入浴頻度と認知症発症リスクの関連性について調査したところ、**ほとんど毎日サウナに入浴する人は、週1回以下しかサウナに入らない人に比べ、軽度の認知障害になるリスクは66％低く、アルツハイマー病になるリスクは65％も低かった**という結果に至った。

呼吸器疾患のリスクが約60％にまで下がるという研究報告も出ている。

いずれも我々にとって非常に身近で、かつ生命にかかわる危険性も高い疾病だ。

そのリスクが、ただサウナに入るだけで大幅に下げられるとなれば、将来の健康不安を取り除くためにも、今からサウナに入っておかない手はないだろう。

少し健康が気になる年齢に差し掛かってきた両親を誘って行ったり、「サウナが健康に良いらしいよ」とおすすめしてみるのも良いかもしれない。

なお、現時点では「サウナに入る人のほうが、入らない人よりも様々な病気にかかる可能性が低い」という事実がわかっているのみで、その具体的なメカニズムや、進行中の症状を食い止めたり、完治することができるのかどうかというところまでは解明は進んでいない。

しかしながら、先述の加藤医師は、これに脳血流の変化と何らかの関連があるのではないかと考えている。脳はとても大事な臓器であるため、細菌やウイルスなど異物が脳に侵入しないよう、脳血管の壁は隙間なく分厚く出来ているのだが、その反面物質交換が起こりづらく、徐々に老廃物が溜まる。この老廃物（アルツハイマー病の場合にはベータ・アミロイド）の脳への蓄積が、アルツハイマー病をはじめとする認知症の原因となるのだが、習慣的にサウナに入ることにより水分をはじめとする物質の交換が促進され、老廃物が洗い流されるのではないか、という仮説だ。

フィンランドでは「もしサウナ、アルコールと（サウナの）タールが役に立たないなら、その人の病気はもう救えない」ということわざがあるほど、サウナと健康の関係は深いものだと考えられている。サウナは殺菌効果が高く極めて清潔な空間であるため、かつてはサウナ室内で出産も行われていた。

今後サウナと健康や疾病予防・治療の関係性がさらに明らかになれば、国の予算を圧迫する社会保障関係費の大きな削減にも繋がるかもしれない。高額な治療機器や薬の代わりを、サウナが担うことができるかもしれないのだ。

ぜひ政府や医療関係者には、疾病予防や医療費削減のための施策として、病院や高齢者施設へのサウナ導入を真剣に検討してほしい。

自律神経が鍛えられ、精神が安定する

サウナでは交感神経、水風呂でも交感神経が優位になり、外気浴で一気に副交感神経が優位になることによって「ととのい」に導かれるということは、リフレッシュ効

果に関する項目の部分でも少し書いた通りである。

しかしこの交感神経や副交感神経というのがそもそも一体何のことであるかというと、自律神経と呼ばれる、血液や臓器のはたらきを司る神経系のことである。

交感神経とは日中優位になる緊張モードの神経で、副交感神経とは夜間や休憩時に優位になるリラックスモードの神経だ。

僕らは毎日この交感神経と副交感神経を昼と夜で切り替えながら生きているわけだが、このバランスが不規則な生活やストレスによって崩れてしまうと、身体の不調を感じたり、自律神経失調症やうつ病といった疾患に至ったりする。

こうした疾患にかかる患者数は年々増えているようで、これもまた現代人がいかにストレスの多い社会に生きているか、また自律神経を鍛える必要性が高まっているかの表れともいえるだろう。

また、具体的な病気とまではいかなくても、些細なことにイライラしたり、不安に苛まれたりして、「もっと強いメンタルで居られたら……」と感じた経験は、きっと多くの人にあるはずだ。

こうした**メンタルの安定にもサウナは絶大な効果をもたらす。**

熱いサウナ、冷たい水風呂と外気浴での休憩というサイクルの中で血液の流れが促進され、交感神経と副交感神経のスイッチングが繰り返されることで、自律神経の働きが鍛えられるためだ。

だから、僕らの周りのサウナーの中には、イライラしている人やメンタルが不安定な人はあまり見かけない。驚くほどおおらかで「まあなんとかなるでしょ」というハッピーなマインドを持っている人が多いのだが、もしかしたらこれもサウナのおかげかもしれない。

一流の人やトップアスリートと呼ばれる人ほど、技術やスキルを身につけること以上に、メンタルを安定させるための努力を意識的に行うという。すべては、心と身体の状態を完璧に「ととのえる」ためだ。

しかし、何か特別な訓練を行わなくても、サウナに入るだけで、メンタルはある程度安定する。

本書のテーマにもなっている「なぜ、仕事がデキる人はサウナにハマるのか？」と

いう問いの答えのひとつが、ここにあると言えるだろう。

幸福を感じやすくなる

「サウナに入ると幸せになれる」というと、いよいよ怪しい感じがしてくるだろうか。

しかし僕らは実際に、サウナとともにある今の生活が最高にハッピーだし、間違いなくサウナのおかげで幸せになっているという実感がある。

オリエンタルラジオの藤森氏も、あるインタビュー記事で、サウナと幸福について次のように表現していた。

「サウナに水風呂っていったら、両手に美女抱いてる状態くらいの幸せなんですから。いや！　両手だけじゃないな……両脇、そして前後にもグラマラスな美女を抱き抱えてるのと同じ。それがサウナなんだよな～」

両手両脇に美女を抱き抱えているときの幸福度には多分に個人差があるとは思われるが、ともあれサウナに入った時の幸福感を多少なりとも想像していただけるのでは

ないかと思う。

そして僕らが興味深いと思うのは、サウナの発祥地であるフィンランドが2018年、2019年に続き、コロナの影響で2020〜2022年の3年間をまとめた調査となった2023年と、3回連続で世界幸福度ランキング1位に輝いていることだ。

僕らはフィンランドが世界一幸福な国である秘密は、サウナにあるのではないかと考えている。

フィンランドでは、冬の日の出が遅く日の入りが早いので、冬季の日照時間が極端に短い。夏はその逆でなかなか日が沈まず、夜になっても外が明るい白夜となる。

幸せホルモンと呼ばれるセロトニンは太陽光の働きによって分泌されるため、日本海側などの日照時間の短い地域や国では「冬季うつ」「雪国うつ」といった季節性のうつ病が見られることもあり、本来ならばフィンランドも、そうした不利な環境にあるはずだが、それにもかかわらずここまで幸福度が高いのは、フィンランド人がサウナを活用しているからではないだろうか。

フィンランドでは1年の3分の1が冬にあたり、なおかつその冬が非常に寒い国で

あるため（寒い地域ではマイナス30℃や40℃になることもあるという）、まずは暖をとるためのサウナであったとは思う。しかしながら、そうして体を温めることを習慣にしているうちに「サウナに入っているとなんだか精神的にも安定した状況になる」ということに、意識的に、あるいは無意識のうちに気づき、文化として発展したのではないだろうか。

だとするならば、**ストレスフルな時代、ストレスフルな社会に生きる我々も、より幸福を感じやすくするためにもサウナを活用しない手はない。**

どんな過酷な環境に置かれても、いつも幸せを感じて楽しく生きていけるということ。それは人生の究極の目的でもあるからだ。

メンタル的効用③ デジタルデトックスとマインドフルネス

今や私たちは、スマートフォンとインターネットのない生活を考えることができない時代を生きている。つい十数年前まで、どちらも身近な存在ではなかったのに、ま

るで生まれたときからそれらがあったのではないかと錯覚するほど、すっかり生活に馴染みきっている。

おかげでとても便利な世の中になったが、一方で、とてもせわしなく、心が休まる暇がなくなった。どこにいてもLINEや電話が24時間追いかけてくるし「見ないようにしよう」とスマホを伏せてテーブルに置いても、その2秒後にはついついなんとなく気になって手を伸ばしてしまう。

こうした状況を異常で生きにくいと感じている人のために、強制的にネットから離れるデジタル断食やデジタルデトックスのための合宿のようなものも流行しつつあるようだが、手っ取り早いのは、サウナに入ってしまうことだ。

たいていのサウナではデジタルデバイスの持ち込みが禁止されているし、仮に禁止されていなくても、高温多湿の環境に自分のスマホを持ち込みたい人はそう多くはないはずだ。

つまり、サウナに入ると強制的に自らをスマホから引き離し、溢れる情報をシャットアウトして、ひとりでじっくりと思考に没頭する時間を持つことができるというわ

けだ。

そして、サウナが**ストレスフルな外界の情報をシャットダウンしてリラックスさせ、頭をクリアにして自身の内面と向き合わせる、究極のマインドフルネスである**という ことも、最近脳科学的にわかってきた。

僕らが先述の加藤医師とともに、サウナに入る前と入った後の脳の状態について、MEGという機械（超高精度の脳波計のようなもので、脳全体の機能を計測することができる）で測定してみたところ、サウナに入った後は、人間の認識系を司る頭頂葉の一部分が活性化していたのである。

この部分が活性化していると、自身の内面への感覚が明敏になり、「瞑想」に近い状態となる。

さらに、覚醒度と反比例すると言われるデルタ波が減弱していた。これは覚醒度が高くなって「頭がクリアにスッキリする」ということを意味している。

すなわち、**サウナでは物理的にデジタルデトックスをしながら、効率よくマインドフルネス効果を得ることもできる**のだ。

■ サウナ後の脳の状態をMEGで測定した結果

頭頂葉のベータ波の活性化

前頭葉のデルタ波の減弱

※黒い部分が平常時に比べて
変化している部位

提供：北斗病院

少し前のページで「サウナに入ると味覚が研ぎ澄まされる」と書いたが、敏感になるのは実は味覚だけではない。サウナの後には「こんなところにこんなお店があったのか」とか「この曲はこんなに美しい旋律なんだ」とか「この人はこんなにイケてる人だったのか」といった具合に、自分の五感のセンサー感度がぐっと上がったような感覚になり、今まで見ていた／聞いていたのと同じものが、全く違った印象で捉えられたりする。しかも幸せを感じるホルモンが活性化されていることで、どちらかというと肯定的に捉えられるようになるのだ。

瞑想／マインドフルネスの場合には、主に呼吸をととのえることでこうした感覚に至ることを目指す。しかし、それにはある程度の訓練やテクニックが必要だ。人によって上手くいく／いかないの個人差というのも出てくるだろう。

しかしながら、サウナであれば必然的にひとりになることができるし、血行の促進や交感神経と副交感神経のスイッチングを通して、自然とこの境地に達することができるのだ。

フィンランドはもちろんヨーロッパ、ニューヨークなどでもこうしたサウナのメディテーション（瞑想）効果というのは重要視されており、デザインの洗練された、薄

暗く落ち着いたサウナ空間がスタンダードなものとなっているが、日本にもこうした マインドフルネス向きのサウナが増えている（都内なら新橋のオアシスサウナアスティルがそんなイメージだ）。

すなわち、**サウナは精神安定の拠り所であり、自分と向き合う時間をつくるためのきっかけであり、世界をもっと前向きに捉えるための魔法にもなり得る**のだ。

心と身体の距離がゼロになる

バーで横並びになって飲んでいると、対面で向かい合っているときにはできないような本音の話をしてしまう。誰かとぱちぱちと音を立てるたき火を眺めていると、普段はしないような赤裸々な話をしてしまう。そんな経験はないだろうか。

サウナ室内での会話というのは、こうした会話の感覚に少し似ている。

一人でゆっくりサウナを嗜（たしな）むのも良いが、たまには誰かと一緒にサウナに行くのもいい。その他の場所でするのとはまた別の、新鮮なコミュニケーションがとれるから

60

だ。

なぜサウナがこうしたコミュニケーション空間となり得るのかというと、「裸で入る密室の空間」という要素がやはり大きいだろう。

水着で入れる一部のサウナ施設を除いて、基本的にサウナに服を着たまま入ることは許されない。バスタオルやサウナパンツといった多少の逃げ場はあるにせよ、基本的には裸にならざるを得ないのだ。

人間の通常のコミュニケーションでは、まず相手の容姿や身なりから、目の前にいる人がどういう人なのかを無意識のうちに想像し、瞬時に判断している。

高級そうな衣服に身を包んでいれば「お金持ちで社会的にしっかりしていそうな人」という印象を持つし、逆にボロボロの身なりをしていたら「お金がないだけではなく何かヤバい、ちょっと危ない人なのかな？」という印象を持って自然と距離を取るかもしれない。

従って我々が、相手からそうした悪い印象を持たれないために、きちんとした衣服を着て身だしなみを整えたり、好きな異性にアピールするために少しばかり見栄を張るのは、ごくごく自然なことだろう。

しかしサウナの中ではそういうわけにはいかない。例えば、普段はかなり高級な衣服を身にまとっている社長の男性だって、一度サウナに入ってしまえば、すっぽんぽんのおじさんだ。いくら取り繕おうとしたって仕方が無い。

このようにしてサウナの中では、物理的にも文脈的にも自分を守っていた衣服という鎧が取り払われ、先入観や偏見を持たずにまっすぐ相手と向き合えるようになる。

サウナ室内では誰もが平等で、いきなり親密なコミュニケーションをとることが可能になるのだ。

こうした感覚を知っている身からすると、サウナでのビジネスミーティングは究極の時短（時間短縮）になる。普通だったら何度も取引先の元に足を運んで相手の真意を徐々に探るところが、**たった1回のサウナミーティングで相手の本音の一番近いところにたどり着ける、**ということがあるからだ。

だから僕らは「初めて会う相手とまずサウナで出会う」ということも多い。サウナで裸の状態で出会って、サウナから出て服を着たときにもう一度会うと、「ああ、こういう感じの人だったの!?」と全く印象が変わって面白かったりもする。

日本ではこれまで、腹を割って話す場としては酒の席が重宝されてきた。

僕らも楽しく酒を飲むのは好きだし、仲良くなりたいなと想う人を誘うことはもちろんある。そして盛り上がってとても楽しいこともある。

しかし、誰かに寄り添いたいとき、仲良くなりたいときが、必ずしも盛り上がりたいときとは限らない。

落ち込んでいる仲間を勇気づけたい、励ましたい、などというときの酒は、しんみりしたりやけくそになったりで、その瞬間はまだいいとしても、翌日もバッチリ体に酒が残り、つらい思いをすることもある。

その点、サウナは健康的で、**後に残るのは爽快感だけ**だ。

サウナに入って隣に座り、どちらからともなく思いついた話をしていると、それだけで心の距離は一足飛びにゼロになる。同じサウナで同じサウナストーブを見つめ、じゅーっと音をたてるロウリュの音に隣でじっと耳を傾ければ、一気に親しくなれるのだ。

ちなみに、ビジネスにおけるコミュニケーション空間としてサウナを積極的に活用したのが、ロシアという国だ。評論家の佐藤優氏の著書『知の教室　教養は最強の武器である』（文藝春秋）によれば、**ロシアの大統領だったエリツィン氏は大のサウナ好きで、サウナ外交を盛んに行っていた**という。

ロシアでは、真の信頼を得ると互いのプライベートサウナに呼ばれる。ウォッカで酔って一緒にサウナに入り、そこに置いてある白樺の枝で互いの身体を叩き合って親交を深める。

サウナに共に入るということは「丸腰の私はあなたを攻撃しません、あなたも私を攻撃しませんよね」という〝和平条約〟を結ぶことであり、**裸と裸の対等な関係で強い絆をつくることである**のだ。

女性の社会参画にともなって少し下火にはなってきているものの、フィンランドでもビジネスの接待やミーティングの場所としてもサウナが利用されてきた。企業のオフィスのみならず国会議事堂や世界各国のフィンランド大使館にもサウナがあり、サウナで賓客がもてなされる（もちろん東京・南麻布にあるフィンランド大使館にもサウナ

があり、イベントの際には一般来訪者に解放されることもある）。

また、重要な決断をするミーティングがサウナ室内で行われたり「ちょっと議論が煮詰まってきたな」という場面の気分転換としてサウナが利用されることもある。

もちろん、ビジネスの現場から女性を排除しようというつもりは全くないが、やはり同性間でのコミュニケーションには特別なものがあり、そのための空間としてもサウナは最適なのだ。

ソーシャル的効用②　サードプレイスとしてのサウナ

日中は仕事が忙しく平日は基本的に職場と家の往復、休日は家に引きこもってダラダラしているうちにいつの間にか月曜日……、というビジネスパーソンも少なくないだろう。そのどちらもが最高にハッピーでいいことしかない場所ならば、その２カ所があるだけで十分幸せな人生を送れるはずだ。

しかし残念なことに、職場というのは、得てして良いことや楽しいことよりもつらいことのほうが多い場所であるし、100％ノンストレスという家庭を持つ人もそう多くはないのが実情だ（あるいは一人暮らしをしていて、楽ではあるけれど少し寂しいなと感じている人もいるだろう）。

「サードプレイス＝職場でも家でもない、第3の場所を持とう」という機運が高まっているのも、こうした現状を反映してのことだろう。そこにいけばホッとできる、そこに行けばリラックスできる場所として、カフェ、バーや居酒屋、図書館、公園、ジム、銭湯、海岸や川辺など。そういう場所が既にある、という人はそのサードプレイスをこれからも大事にしてほしい。

しかし、まだサードプレイスがなく、職場にも家庭にもどこか息苦しさを感じている、という人は、サウナをその候補にしてみるのはいかがだろうか。なぜサウナがおすすめなのかについては、もはや言うまでもないだろう。

フィジカル的にもメンタル的にも良い効果をもたらし、疲れなければ二日酔いにもならないサウナは、もちろんサードプレイスとしても申し分ない。たった1000円ちょっとで心と身体のコンディションをととのえてくれる夢のような場所は、ビジネスパーソンにとって最も合理的なサードプレイスでもあるのだ。

サウナでつながるコミュニティの輪

松尾が立ち上げたサウナーのための専門ブランド［TTNE］では、「Saunner」や「TTNE」というロゴの入ったサウナのアパレル展開から、今ではサウナ施設のプロデュースや世界No.1サウナ機器ブランドHARVIA（ハルビア）の販売がメインになっている（［TTNE］の語源は「ととのえ」である）。

こうしたロゴの入ったTシャツを着ていたり、PCにステッカーを貼っていると「サウナ好きなんですか？」とか「サウナーなんですか？」と、知り合いや見ず知らずの人から声をかけられることがある。

そうした問いに対する答えはもちろん「イエス」だし、その返事に続いて「ホームサウナ（最もよく通っている本拠地サウナ）はどこなんですか？」「あそこに新しいサウナができたんですよね」とサウナに関する情報を交換し合ったり、「今度一緒に行きますか」と、まるで食事や飲みに誘うような言葉が自然と発せられることもある。

こうして、突然、裸の付き合いが始まる。

いい年になった大人は、新しく友達を作る機会になかなか恵まれない。

仕事で知り合った人はたいてい「仕事仲間」だし、近所の人は「近所の人」、パパ友もママ友もやはりその域を出なくて、学校時代の友達のような、気の置けない仲間にめぐり会うチャンスはほとんどない。

しかし、サウナという共通項があれば、話は別だ。

これは、実のところ何についても言える話ではある。同じ店が行きつけだった、同じアイドルのファンだった、共通の友人がいたなど、「実は同じ」な共通点が見つかると、人は途端に親しみを覚えて急速に仲良くなる。

その中でもサウナは「ちょっとみんなに誤解されているけれど、実はすっごく良い奴」というポジションにある。だからこそ、そこに「実は同じ」な共通点が見出せた

とき、一瞬で互いをわかり合えるのだ。

主張の方法には「Saunner」や「TTNE」グッズ以外にもある。

「最近、サウナ行ってるんだよね」とSNSで呟いてみたり「サウナ興味あったりする？」と思い切って聞いてみたりするのでもいい。

案外身近なところに、明日のサフレ（サウナ友達）がいるかもしれない。

その他の効用　モテる⁉

断言しよう、サウナを習慣にするとモテる。

「そんなバカな」と思われる方もいるかもしれないが、フィンランドには「女性が一番美しいのはサウナを出た後の一時間」ということわざもある。すっぴんの顔に、サウナに入って血行が良くなったことで「天然チーク」がのせられ、女性本来の自然な美しさが引き出されるのだ。

といっても、日本では「サウナから出たばかりのすっぴんの女性」に会う機会はめったにないので、男性からしたら「どんな感じなんだろう？」と気になるだろうし、美容や恋愛に悩む女性にとっては少し気になる言葉だろう。

まず美容の効果で言うと、サウナで汗をかくことが習慣化することにより、老廃物の排出や物質交換が進み、肌のコンディションが良い状態で保たれる。美肌効果だ。

しかし美肌効果だけで「サウナ＝モテる」と結論づけてしまうのはいささか乱暴というものだろう。

僕らはむしろ他のところに、より大きな理由があると思っている。

ここまで書いてきた通り、サウナに入ると体の調子が良くなり、メンタルも安定する。ストレスの要因が減るし、ちょっとしたことがあってもイライラしにくくなる。幸せを感じやすくなり、ポジティブな感覚は研ぎ澄まされる一方で、ネガティブな感覚には鈍感になっていく。

そうして自分がどう変化するのかというと、「余裕のある、良い人」に自然になれ

る。

　人としてととのって、魅力的な人間になれるのだ。

　人はみんな他者から良く思われたり、好かれたりしたくて、自分の中では「ちょっと自分の意思にはそぐわないな」と思っても、つい良い人のフリを必死に演じてしまったりする。理想の自分と本当は心が狭くてケチな自分とのギャップに苦しんで、自己嫌悪に陥ったりすることもある。

　しかしサウナに入って根っからの良い人になってしまえば、そんな風に無理に自分を良い人に見せようとする必要もなくなるし、自己嫌悪に苦しむこともなくなる。

　そうして、段々と自分のことも肯定的に捉えられるようになり、自信もついてくる。自信がつくから、以前なら尻込みしていたようなことも「やってみようかな」と思えるようになるし、失敗しても「単に運が悪かっただけだな」と思える。上手くいけばますます自信がつく。ポジティブなフィードバックが続いて、どんどん魅力的な人間になり、結果的に異性からのモテにもつながる。

　「いきなりそう上手くはいかないだろう」と思う人もいるだろう。

　しかし、「自分に自信がない」「もともと暗い性格で……」という人たちにこそ、一

度サウナを習慣にしてみてほしい。

もしかすると、今までとは全く違った自分に出会えるかもしれない。

注意点① 心臓疾患のある人や体調の悪い人は無理に入らない

万人のありとあらゆる体調不良や悩みに、サウナは効く。

そう断言したいところだが、サウナには入らないほうが良い場合もある。

まず、心臓疾患を抱えている人、動脈瘤や静脈瘤など血管にコブが出来ている人にとって、サウナはリスクそのものだ。サウナが心臓疾患の予防に効果が出来ることは既に書いた通りだが、既に疾患を患っている場合には、必ず医師に相談のうえ入浴するようにしてほしい。

医師から運動をセーブするように言われている人や血圧が高めの人も、念のため一度相談したほうが良いだろう。どうしても入りたい場合には、いきなり熱いサウナやキンキンの水風呂に入るのではなく、低温のミストサウナやぬるめの水風呂など、緩

72

やかな温冷交代浴から徐々に慣れていくのが良い。

また、お風呂の場合と同じだが、お酒を飲んだばかりの人もサウナには入らないほうがいい。「お酒を飲みながらサウナに入ったら、気持ち良いし楽しいだろうなあ」という気持ちはとても理解できるが、アルコールと発汗によってダブルに脱水が進んでしまい、極めて危険だ。

もちろん室内にお酒が持ち込めるサウナはほとんどないと思われるが、夕食後にお酒を飲んでからサウナに入る場合にも十分気をつけてほしい。

軽い二日酔いや風邪のひき始めで「サウナ入りたいな」と思った場合には、十分に水分を摂ったうえで体調と相談しながら入るのが良いだろう。あくまで僕らの感覚だが、こういうときにサウナに入るとすっきりするというのは確かにある。

たまに「サウナは熱いから危険だ!」とか、「サウナ好きの有名人がサウナに入って倒れた!」といってサウナの危険性を主張する人がいたりもするが、温泉だってマラソンだって何だって、誤った方法で実践すれば必ず危険はある。いまさらその危険性を叫ぶ人などいないが、お風呂で亡くなる人は交通事故で亡くなる人の約4倍、年

間1万7000人もいるのだ。

何であれ、きちんと自分の体調と向き合い、持病や健康に不安のある人は専門家の意見をきちんと聞く、ということが大切である。

注意点② 「めまい=ととのう」ではない！

サウナに入った後、あるいはサウナに入って水風呂に入り上がったときに、視界がぐらぐらするようなめまいを感じることがあるかもしれない。本書を読んで久しぶりにサウナに入った人からすると「これが『ととのう』っていうやつか？」と思う方もいるだろう。

しかしこのめまいは、急激な温度変化によって血圧が乱高下し、心臓や血管に疾患が起きている「ヒートショック現象」、あるいは脱水による熱中症の可能性がある。

最悪の場合は命に関わる、非常に危険な状態である。

どのような人がヒートショック現象になりやすいかというと、血圧が高めな人や高

齢者がかかる場合が多い。特に健康で「自分はまだまだ元気だから大丈夫」と思って
いる人ほど、無理をしてサウナや水風呂に入ってしまい、倒れるケースがあるようだ。

この症状を防ぐには、まず第一に、**サウナに入る前や入浴中に十分な水分補給を行**
うのが重要であり、体調が悪いときに無理してサウナや水風呂に入るのは避けること
だ。

「ととのう」とは休憩のときに感じる、心と身体が完全に解放された究極のリラック
ス状態のことだ。当然ものすごく気持ちいい。

従って、**身体が危険信号として発する「めまい」とは全く異なるものであることを**
忘れないでほしい。

依存症に注意

ランニングは身体に良い。有酸素運動で脂肪も落ちるし、走った後の爽快感は素晴
らしく気持ちがいい。きっと読者の方の中にも、ランニングを趣味や習慣にしている

人も多いだろう。

「ランナーズハイ」という言葉がある。長時間走り続けていると、筋肉には疲労が溜まり呼吸も苦しくなって段々とつらくなってくるが、その状況で走り続けていると、その苦しさを克服するためアドレナリンなどの脳内物質が分泌され、幸福感が感じられてくる現象のことだ。そして、本来は苦しいはずのその幸福を知ってしまうと、そして、それを再び感じたいと思うと、人は、雨が降ろうが雪が降ろうが、猛暑だろうが厳冬だろうが、膝やかかとが痛かろうが、走らずにはいられなくなる。

つまり、走ることに取り憑かれ、依存するようになってしまうのだ。

サウナに入っているときも、走っているときと同様、交感神経が支配的になりアドレナリンが放出される。

アドレナリンは常時ある程度蓄積されており、急に敵に襲われるなど、とっさに判断が必要なストレス負荷の高いときに分泌されて使われる。

しかし、もともとは危険に対して瞬時に反応するために分泌される物質であるため、交感神経が支配するストレス負荷の高い環境（サウナ入浴時やランニング時）にずっと

居続けると、アドレナリンが放出され続け、やがては枯渇する。アドレナリンが枯渇すると、その原材料であるドーパミンが作られ続け、アドレナリンが作られる。ドーパミンはアドレナリンの材料であるとともに、脳を興奮させる快楽物質として知られており、人間に快楽を感じさせる。これが「ランナーズハイ」のときに身体の中で起きている現象の正体だ。

そして、このドーパミンが活性化した状況でさらに身体への負荷をかけ続けると、この快感に病みつきになり、依存症になってしまう。

いくらサウナが身体に良いとはいえ、水分も摂らず30分以上ずっと入り続けるのは明らかに危ないし、身体に対するそれ以上の良い効果もない。そもそも「短時間でととのうこと」がサウナのメリットであるから、そうやって長時間入ってしまっては本末転倒だ。

従って、**アドレナリンが枯渇する手前、交感神経の働きが最も高まった時点で、サウナから出るのがポイントだ。我慢し続けてはいけない。**

「我慢」「耐える」「つらい」「苦しい」、こういったキーワードが頭に浮かんだら、さくっとサウナを出て水風呂へ向かおう。

肌が感じるサウナの〝あまみ〟

温めた体を水風呂でシャキッとさせ、水風呂から上がると、肌がまだらに赤くなることがある。僕らサウナーはこの現象を「あまみ」と呼んでいる（もともとは富山県の方言がその由来となっているそうだ）。

最近この「あまみ」という現象について加藤医師に訊いてみたところ、これは医学用語的には「動静脈吻合」という現象である、ということを教えていただいたので、少しご紹介してみたい。

一般的に動脈と静脈は、毛細血管を通じてつながっている。しかしながら、手など体の一部では動脈と静脈が毛細血管を介さずに直接繋がっているところがあり、これを動静脈吻合という。動静脈吻合は素早く周囲の温度変化に対応するための機能である。毛細血管では多数の細い血管に分かれてゆっくり血液を流すことで、細胞に触れる面積や時間を増やし、組織内体の機能を維持するための物質を効率よく供給するこ

とができるのだが、サウナのような急激な温度変化には対応できない。

一方、動静脈吻合には動脈と静脈がつながるところに交感神経によってコントロールされる〝バルブ〟が付いており、素早く温度変化に対応できるようになっている。

さて、サウナに入ると体温が上がり、その熱を冷まそうと体の表面の血流量が増える。体の中心部に近いところにある血管から、皮膚の表面に近い血管まで、バルブも毛細血管もフルオープンで、内部→表面へ向かって血液が流れる。このとき、顔や体の外から見えるところが、急激に赤くなる。

そこからおもむろに水風呂に入ると、体の表面は急激に冷たくなり、表面の毛細血管はぎゅっと閉じる。そして水風呂からあがって外気浴を行うと、クイックにバルブが開いて血液が流れて赤くなり、スローに反応する毛細血管はまだ閉じたままなので血液が流れず白いまま。この、クイックなバルブがある所とない所の不揃いな足並みが、赤白のまだら、すなわち「あまみ」として目に見える。

すなわち「あまみ」が見られるのは、体がサウナと水風呂にしっかり交感神経が反応している良いサウナ浴の証拠なのだ。

サウナの効用

フィジカル的効用

- 血管や心臓を鍛える効果が得られる
- 短時間で気分をリフレッシュし、爽快感が得られる
- 血行が促進され、疲労が回復する
- 睡眠の質が高まる、ぐっすり眠れる
- ご飯が美味しくなる、感覚が研ぎ澄まされる
- 免疫力が上がり、風邪を引きにくくなる
- 心臓病やアルツハイマー病などの
  健康リスクが大幅に下がる

メンタル的効用

- 自律神経が鍛えられ、メンタルが安定する
- 幸福感を感じやすくなる、イライラしにくくなる
- 自分に意識を向ける、マインドフルネスの効果が得られる

ソーシャル的効用

- 一緒にサウナに入ることで一気に仲良くなれる、
  関係を築きやすくなる
- 心が安らぐサードプレイスとして機能する
- サウナを通じた新しいコミュニティができる

まとめ
02　サウナの注意点

- こまめに十分な水分補給を行う
- 血圧の高い人、心臓疾患を抱えている人、運動を制限
- されている人、健康上の不安のある人は必ず医師に相談
  のうえ入浴する
- 我慢しない、「つらい」「気持ち悪い」と感じたらすぐに出る
- 体調の悪いときに無理に入らない
- お酒を飲んだ後や、飲みながら入浴しない
- 長時間連続して入らないようにする

第 3 章

最大の効果を得る、サウナ入門

サウナには入り方がある

第2章で書いた通り、多岐にわたるサウナの効用は素晴らしく、いいことずくめである。

しかしながら、サウナに対して「苦手」「嫌い」という意識を持っている人は多いし、サウナに入ったことはあるけれど、「熱い」ということ以外に特に何にも感じなかった、という人もいるだろう。

しかしそれは「そういう人にはサウナは向いていなかった」「縁がなかった」ということではなく、より効果的で、より気持ちよさを感じることのできるサウナの入り方を知らなかった、というだけのことなのだろうと思う。

そこで本章では、僕たちがおすすめする、最も効果的で気持ちのいいサウナの入り方について、ご紹介していこう。

84

「サウナ→水風呂→外気浴」でワンセット

僕らが「サウナに入る」というとき、もちろん狭義には「サウナ室に入る」ということを指すのだが、基本的には「サウナ室に入り、その後水風呂に入り、その後外気浴をする、というサイクルを何度か繰り返すこと」を指す。

つまり、サウナには、それに連なる水風呂と外気浴がセットになっているというのが、まずベースとなる考え方だ。

むしろ外気浴、すなわち休憩の時間を味わい尽くすためにサウナと水風呂があるといっても過言ではない。

フィンランドに行った際に「フィンランド人は寒い冬に外気浴を楽しむためにサウナに入り、冷たいシャワーまたは湖に入るのだ」という話を聞いて、「やはり外気浴がメインだったのだ」と、とても納得がいった。

従って、サウナに入ったのに水風呂に入らない、水風呂に入ったらさっさと帰ってしまうというのでは、なんのためにサウナに入るのかわからない。あまり時間がない

ときは、水風呂や外気浴をスキップするのではなく、「サウナ→水風呂→外気浴」の
サイクルの回数を減らすのがおすすめだ。

**サウナに入るとは、「サウナ→水風呂→外気浴のセットを最低1度は経験する」と
いうこと。**

そうと決まると、自ずと良いサウナとはどういうものかという答えも見えてくる。

まずは、サウナ、水風呂、外気浴のそれぞれの環境がほどよく整っていることだ。

いくらサウナが良くても水風呂がないとすっきりしにくい。逆にサウナや水風呂が
やや平凡でも、静かで眺めの良い外気浴スペースがあれば高ポイントだ。

もちろんすべての要素が完璧というサウナは多くはないが、少しずつ水風呂や外気
浴スペースに力を入れる温浴施設も増えている。

また、ちょっとサウナがドライであったり、水風呂がないサウナ施設において、い
かに「ととのう」術を見出すかという探求も、僕らサウナーの醍醐味でもある。

それぞれの施設の特徴をとらえ、最大限サウナを楽しむための方法を模索する。そ
れはさながら、どんな食材でも美味しく調理してしまう天才料理人になったかのよう

な試みであるのだ。

それから、サウナから水風呂、水風呂から外気浴への遷移が、スムーズにできることも重要だ。

サウナと水風呂が離れていたり、外気浴に適した場所がなかったり、あったとしても混んでいて座れる椅子がなかったりしては、せっかくの効果も半減してしまう。

最近はサウナが人気になってきたことにより、混んでいるサウナも増えてきてしまったけれど、空いている穴場のサウナや時間帯を見つけて、ゆったり落ち着けるサウナを見つけることができればベストだろう。

では、それぞれの場所で何分ぐらい過ごし、何セットやればいいのかというと、あえて「このように入ってください」とは指定せず、それぞれの人の好みや体調に合わせて、最も気持ちいいところで入ってほしいと思う。

「こうやって入らなければいけない」という観念に囚（とら）われ、無理してサウナに入ることが一番もったいなく、また危険なことでもあるからだ。

ただしご参考までに僕らの時間配分をお伝えすると、サウナのメインはやはり外気浴である、というこ

とがおわかりいただけると思う。

サウナ4：水風呂1：外気浴

5 くらいの割合だ。この時間配分からも、サウナのメインはやはり外気浴である、というこ

では、サウナは何分間入ればいいのかというと、それは**ストレスを感じる一歩手前**

のところまでだ。

第2章でも述べた通り、交感神経のはたらきが十分高まってからは、それ以上無理

して入り続けても効果はなく、むしろ依存性が出るリスクも高まってしまう。「苦し

いな」「熱いな」「つらいな」とストレスを感じ始めたらさっさと出てしまったほうが

良い。

何分入るべきかきっちりさせたい人や、健康上の不安がある場合には、心拍数に従

うのが良いだろう。サウナに入るとだいたい心拍数が平常時の2倍くらいにまであが

る（論文「サウナ入浴法の検討」によれば、それまでの時間の平均は8〜9分程度であると

いう）ので、そうなったタイミングで水風呂に移動しよう。

サウナでの時間の過ごし方

ちなみにサウナ室内では上に行けば行くほど室温が高く、床に近いほうが低い。

従って、まだサウナにあまり慣れていないという方は、下のほうの段から入り始めるのが良いだろう。「まだサウナを出るほどではないけど、ちょっと苦しくなってきたな」と思ったら下段に座ることで熱を緩和することもできるし、時短したければ上段で一気に温まる、という使い方もできる。

また、サウナ室内の場所によっても温度は異なる。サウナストーブの近くと壁際は蒸気が対流するため体感温度が高くなり、逆に真ん中のあたりは少しだけマイルドな感じになる。慣れてくると、サーモグラフィのようにだいたいどのあたりがどのくらいの温度かがわかるようになってくるのだが、最初のうちは少しずつ移動しながら最も快適なポジションを探してみよう。

自分のペースを保つには、適度な水分補給も欠かせない。

汗をかいた分水分は失われるので、水分を摂らないまま無理してサウナに入っていると脱水症状になってしまうこともある。ペットボトルの持ち込みが可能な場合は持ち込んで水を飲みながら、そうでない場合は休憩のタイミングで、こまめに水を摂ることを心がけよう。

サウナ室内のテレビにも少し注意が必要だ。

退屈しのぎにはもってこいなのだが「答えはCMの後で」などと言われると、熱くてもついつい我慢してその先まで観てしまったりする。

しかしながら、サウナを「大事だけれど普段後回しにしがちなことを考える場」「外界の情報をシャットアウトする空間」ととらえると、テレビが雑念そのものになることもある。何か考え事に集中したいときやひとりになりたいときは、テレビのないサウナを選ぶと良いだろう。

90

はじめてのロウリュ

ロウリュのできるサウナはまだ多くはないのだが、とはいえ、この5年ほどで確実に増えている。ためしに、Googleなどで、「ロウリュのできるサウナ＋お住まいの地域名」と検索してみてほしい。いくつかヒットすることだろう。ぜひ、一度はこのサウナの魂・ロウリュというものを経験してほしいと思う。

「ロウリュ」とは、ストーブで熱せられたサウナストーンに水をかけて蒸気を発生させることを指す。 ロウリュを行うと一気に室内の湿度があがり、体感温度も高くなる。そこやり方としては、ストーブの近くにバケツに入った水と柄杓（ひしゃく）が置いてあるので、そこから水をすくって石にかけるだけである。シンプルだ。

ただし、公共のサウナ施設で室内に他のお客さんがいる場合には、「ロウリュして良いですか？」と一言断るのが無難だろう。

また、注意点としては、一気に水をかけすぎると急激に湿度があがって熱く感じてしまうこと、ストーブの真上に顔を出していると、立ち上る蒸気でやけどをする危険

性があることだ。かけたそばから水が蒸発していくサウナストーンは、いくら眺めていても飽きないが、うっかり覗き込まないように注意しよう。

ちなみにフィンランドでは、みんなロウリュに慣れていて上手いので、かなり遠くの方からバシャッと投げるように水をかける。

しかし投げてロウリュできるようになるにはかなりの修業が必要だし、そもそも蒸気を発生させることが目的なので、はじめのうちは静かに少しずつ水をかけてロウリュし、「じゅーっ」というあの心癒やされる音を楽しんでほしい。

アウフグースサービスを楽しむ

また、サウナ施設の中には「アウフグース」というサービスを行っているところもあり、こちらも一度は経験してみてほしい。

アウフグースとはドイツ語で「コーヒーなどを沸かせる」という意味で、熱波師と

呼ばれるスタッフがサウナ室内でタオルなどをあおぎ、サウナの中にいる人に対して熱風を送るサービスのことだ。

施設によってはこの「アウフグース」のことを「ロウリュ」と呼ぶ場合もある。

アウフグースによってサウナ室内で風を送られると、蒸気を含んだ熱がダイレクトに身体にあたり、一気に発汗が進む。上手い／下手はもちろん、熱波師にもそれぞれ個性があって、各施設に名物熱波師がいたりもする。

数々の有名熱波師を輩出してきた札幌のニコーリフレでは、「1、2、サウナー!」という独特の掛け声とともにアウフグースが行われ、熱波師とお客さんの間で熱い絆を垣間見ることができる。まさにサウナでコミュニティが生まれる瞬間を体験できる、おすすめのエンターテインメントだ。

ただ、少々言いにくいことではあるが、サウナブームにともなってアウフグースサービスを行う施設が増えてきた一方で、下手な熱波師や「自分の熱波にお客さんがどこまで耐えられるか?」を追求しているような、"勘違い熱波師"も出てきたように思う。

アウフグースでは他者に対して熱い風を送るため、正しいサウナの知識や医学的な知識も必要であり、熱波師は海外では国家資格が必要なくらいの仕事だが、日本ではきちんとした制度がなく、完全に野放しな状態となっている。やけどの危険性もあり、いつか事故が起きるのではと冷や冷やしていたりもする。

サウナと同じだが、我慢は良くないしケガにもつながりかねないので、「熱い」「耐えられない」と思ったら迷わず外に出て水風呂に行こう。そういうときはあなたではなく、熱波師のほうに問題がある可能性だってあるのだ。

温度の羽衣をまとう

さて、サウナで十分温まったら、今度は水風呂に入ろう。

水風呂もまた、サウナと並んで苦手な人が多い。試しに足の先を少しつけてみたところで、「冷たっ！」となって入らない人も多いだろう。

しかしながら、一度だまされたと思って、少しずつ身体を慣れさせ、肩まで水風呂

に浸かって（施設的に許されるなら、頭まで潜って）みてほしい。そうしてじっとしていると、肌の近くがじんわり温かくなってくることが感じられるはずだ。

この感覚はサウナーの間で「温度の羽衣」と呼ばれている。天女がまとっているストールのようなあの薄い布が、身体の表面にまとわりつくイメージだ。

これは36℃以上ある自分の皮膚の表面温度（サウナに入った後には40℃近くにもなる）と、17℃ほどの水の間に、その中間の温度帯の水の層ができるという現象のことだ。

この「羽衣」の存在によって、あれだけ「冷たい」と思っていた水風呂の水が、「冷たくて気持ちいいな」と感じられるようになるのである。

この「羽衣」にあたる水の層ができるまでには、30秒〜1分くらいはかかる。

従って「水風呂が苦手だな」という人も、1分くらいは入ってみてほしいと思う。

しかしながら、この「羽衣」、そのイメージの通りに非常に繊細で破けやすい。

誰かがばしゃばしゃと水風呂に入ってくると、たちまち「羽衣」は破けて破壊されてしまい、水風呂本来の水温がダイレクトに肌に伝わってきて、急に水風呂が冷たく

なる。これはっかりは他人のことなのでどうしようもないのだが、最初のうちはなるべくひとりで落ち着いて入れるような水風呂だと良いだろう。

また、浴槽の底から空気が噴き出すバイブラ仕様の水風呂では、同様に「羽衣」をまとうことができないので体感温度は低くなる。この冷たい感じがまたクセになるのだが、こちらは少し上級者仕様といえるだろう。

ちなみに水風呂への滞在時間も、きっちり何分なんて決めなくて良いのだけれども、サウナ滞在時間の3〜4分の1、1〜5分程度がだいたいの目安だ。

もちろん好みにもよるし、プールのようにぬるめの水温であれば、少しのんびり浸かっていても構わない。ただ、10℃などの水風呂にあんまり長く浸かっていると低温症になる恐れもある。遭難時などの目安として救急隊などが用いる例によれば、冬の5度の水温の川に落ちてしまうと、わずか10分ほどで低体温症で死んでしまうリスクがあるという。

従って、手足の先がしびれてきたりしたら、迷わず上がって休憩しよう。

う。

もし心拍計を使うならば、だいたい平常時の脈拍より20ほど下がったところで（平常時の脈拍が60くらいの人であれば40くらいになったら）一度水風呂をあがる目安にしよう。

水風呂には浸からずに浮く

また、もしも水風呂ではなくプールであったり（錦糸町のニューウイングやアクア東中野にはプールがあって、泳ぐことができる）髪をつけて潜ることが許されている水風呂の場合には、ぜひ仰向けになってぷかぷか浮いてみる浮遊浴を試してもらいたい。

お湯であれ水であれ、お風呂に浸かると全身に水圧がかかる。それはマッサージ効果になるのだが、一方で身体の負担にもなる。しかし、仰向けになって浮いていると、そうした水圧の負担が減り、ただひたすら脱力できるのでおすすめなのだ。

日々身体にかかり続ける重力から解放されるこの瞬間、体験すれば病みつきになる人もきっと多いはずである。

また、飛行機に乗った後に身体に感じる負担も、サウナに入って水風呂に浮くとても楽になって、時差ボケのときにも効果的な感じがする。

水風呂が冷たすぎるときの裏ワザ

「サウナ→水風呂→外気浴」のサイクルを楽しむうえで、やはり水風呂は欠かせない。

しかしながら、施設の水風呂が冷たすぎてどうしても入れない、ということもあるだろう。

そこで、水風呂が冷たく感じるときに体感温度を上げ、入りやすくするためのコツをお教えしよう。

水から両手を出すのである。ちょうど手のひらをあわせて胸の前で合掌するようなイメージだ。

実は足の先や手の指先は、体の中で一番冷たさを敏感に感じる場所であり、18℃の

水風呂も、指先では実際の水温よりも冷たく、16℃ぐらいに感じてしまう。

従って、逆に手を水から出してあげることで、体感温度を2℃くらい上げることができ、冷たい水風呂にも入りやすくなるのだ。

水風呂が冷たすぎて入るのを諦めそうになったときは、一度この方法を試してみてほしい。

良い水風呂の条件とは？

サウナのメインディッシュが外気浴であるということは先ほど述べた通りだが、サウナーの中には水風呂をメインの楽しみにしている人も割と多い。そういう人たちのことを僕らは**「水風呂原理主義者」**と呼んだりもする。本当にサウナの世界は奥深く、楽しみ方が多様化していることの象徴ともいえよう。

もちろん僕らも水風呂は大好きで、水風呂に入ると軟水か硬水か、何℃くらいの水温なのかはだいたいわかってしまう。「この水風呂は超軟水だな」とか「こっちはキ

リッとドライ系だ」などと、さながら水風呂ソムリエのような感じである。

さて、水風呂を構成する要素は水質・水温・広さと深さだ。やはり水質は重要で、静岡の**サウナしきじ**のようなクオリティの高いクリアな水風呂には、もはやよだれが出てくる。

水温についてはコラムでも述べているが、16・5℃くらいが最適だと思っている。ただ、本田のようにシングル（1桁台）の水温を好むような人もいて、そういう人たちのためにより冷たい水風呂を用意している、**ウェルビー福岡**のような施設もある。

そして、リラックスするための空間としては広さと深さが大きなポイントだ。水温や水質のクオリティが多少下がっても、プール式の泳げる水風呂や、フィンランド式に川や湖に飛び込んで浮かぶのは最高に気持ちいい。

水風呂の好みも人それぞれ。「サウナが好きになってきたな」と思ったら、次は水風呂も色々と研究してみてほしい。

外気浴は心ゆくまで楽しむ

水風呂から上がったら、アズ・スーン・アズ・ポッシブル、すなわちなるべく最速で、外気浴に突入する。

外気浴とはイスに座ってぼーっとする休憩の時間だ。露天風呂の脇にあるような屋外の休憩スペースでも良いし、そういった場所がなければ（あるいは真冬などで外は寒すぎるときなどは）脱衣所や屋内のどこか座れるスペースでも良い。ちなみにこうした休憩用のイスは、サウナ用語では「ととのい椅子」と呼ばれている。

先ほども書いたように、**外気浴こそがサウナのメインだ。サウナで熱い思いをしてきたのも、水風呂で冷たい思いをしてきたのも、すべてはこの外気浴のためである。**

この外気浴の間に交感神経優位になっている身体が副交感神経優位へとスイッチし、サウナの目的である「ととのう」という状態に導かれるのだ。

従って、この水風呂→外気浴の移動の際にも、動線が重要になってくる。特に水風呂からあがってからの2〜3分間程度というのは、交感神経優位によって血中に分泌されていたアドレナリンが残りながら副交感神経が優位になり「すごくリラックスしているけれど覚醒している」という不思議な状態に、一時的になる。まさにトランス状態のような独特の気持ち良さのある状態なので、ぜひ水風呂→外気浴スペースへの動線の良い施設で一度この感覚を捕まえてみてほしい。

一度浴室から出て外気浴を行う場合には、身体を拭いてからになると思うのだが、このとき身体を拭く際には、乾いたタオルより固く絞った濡れたタオルがおすすめだ。乾いたタオルで拭いてしまうとまたダラダラと汗が出てきてしまって、気持ち良くとのうことができないためである。濡れたタオルで身体を拭くと、肌にほどよく水分が残り、涼しく快適に休憩することができる。

そうして「ととのい椅子」に目を閉じて座っていると、産毛の一本一本がぴんっ、ぴんっと立って行くような感覚があり、そこにさわやかなそよ風が吹くと最高に気持ちいい。**ちなみに松尾はこれを「地球の愛撫を感じる」と表現する。**

水風呂から出て、すぐに快適なところで外気浴し、ととのっていると「気持ちいい〜」と、つい声に出てしまう。なかなか同性同士で（それも裸で）「気持ちいいなぁ」「気持ちいいねぇ」などと言葉を交わす機会なんてないから、なんだかくすぐったい気もする。

外気浴の時間は心おきなく、もう一回サウナに入りたいと思うまでできるだけ長くとって、しっかりととのってほしい。「今日は3セット入らなきゃ」と休み切れていないまま次のサイクルに入っていってしまっては、それこそ本末転倒だ。

何度も繰り返すが、サウナとは結局のところ「気持ち良さ」を追求するために入っている。

普段は仕事も筋トレもストイックにこなすという読者の方も、この外気浴のときだけは自分の「気持ちいい」という感覚に身を任せ、思いっきり自分を甘やかしてあげてほしい。

フィニッシュのおすすめは水シャワー

サウナ→水風呂→外気浴。

これはあくまで基本のセット、サウナは苦しくて嫌だと思っていた人に、まずはトライしてもらいたいサイクルだ。我慢してサウナに何十分も入ろうとするよりも、この基本セットを何度か繰り返すほうが、身体も楽だし気分もいい。

しかしある程度サウナに慣れてきて自分のペースがわかったら、当然、多少のアレンジも楽しんでもらいたい。

「最終セットに入る前に頭や身体を洗う」などと決めてもいいし、お風呂が好きな人は間にお風呂を挟んでも良いだろう。先に湯船に浸かってからサウナに入ることを「下茹でしてからサウナに入る」なんて言う人もいる。

サウナとは「自由」の象徴だ。自分の本能、欲望のままに、好きなように楽しんでほしい。

ただ、最後の外気浴に入るときのフィニッシュの迎え方についてはひとつ提案がある。

最後の水風呂からあがったら、水シャワーで〆るのだ。

「他の人も入った水風呂の水のままあがるのはちょっと……」というやや潔癖気味の人も、水シャワーならすっきりできるし、潜るのは禁止という水風呂の場合は、ここで初めてきちんと頭や顔のまわりを冷やすことができるからだ。

そうして固く絞った濡れタオルで身体の水分を拭き取ったら、最後の外気浴をまた好きなだけ堪能し、バスタオルで拭かなくても良いくらい身体が乾いてから、身支度をととのえる。ここで敏感な肌の上に着るTシャツが、これまた気持ちいい。

そしてととのった心と身体で颯爽と町を歩くと、来たときと同じ道もまるで別の景色のように感じられるに違いない。

セット数は1〜3セット程度

サウナ→水風呂→外気浴→サウナ→水風呂→外気浴……。

セット数を積めば積むほど、一旦ととのうまでの時間が短くなっていくし、ととのいの精度は段々と上がっていく。

しかし、だからといって複数セットをこなすことがノルマではないし、「何セット繰り返すべきだ」というルールもない。僕らは普段、だいたい3セットくらい入ることが多いが、時間がないときや気分を短時間でリフレッシュしたいというときには1セット、30分で出ることもある。

睡眠に対する効果の部分でも書いた通り、セット数を重ねれば重ねるほどリフレッシュではなくリラックスの効果が高くなるので、時間帯やその日の体調、サウナ後の予定に合わせて繰り返してみてほしい。

ベストな時間帯は？

サウナはいつ入っても僕らをしっかりとととのえてくれるので、ととのいたければいつ入ってもいい。毎日入れるなら毎日入るのが理想だが、週末しか入れないなら週末

だけでもいいし、もちろん僕らみたいに1日に何度も入ったっていい。

しかしサウナ初心者からすれば、どういった時間帯に入るのが効果的なのか、という疑問は当然あがってくるだろう。

まずビジネスパーソンにおすすめで、**実際にエグゼクティブ層で入っている人が多い時間帯は朝だ。** 通称「朝ウナ」である。

やはり忙しい現代人にとって、何かとまとまった時間を毎日取ろうと思ったときには朝が最適だ。特に、朝ジムでトレーニングを行ってから、ジムのサウナで汗を流しスッキリするという人が多い。

朝、サウナに入ってシャワーを浴びると、とにかくスッキリして、その後の仕事の集中力もぐんと上がる。アクセルを踏み込むようにスタートダッシュを切って、素晴らしい1日を始めることができる。

また、朝はそもそもあまり時間もないのでさくっと1セットくらいで済ませる人が多いが、逆に何セットも繰り返してゆっくり入るのはあまりおすすめしない。朝から何度も入ると身体が疲れてしまうし、副交感神経が優位になってしまい、眠くなって

しまうからだ。

そして最もおすすめの時間帯は、夕方〜7時くらいの「夕食前サウナ」である。

第2章で書いた通り、サウナに入ると、その後に食べるご飯が美味しくなるからだ。

1日の疲れも溜まってきて汗もかいている時間なので、ここらで一度身体をいたわってあげるのにもちょうどいい。

この時間帯のサウナは、朝とは逆に少しゆっくり、複数セットにわたって入ってあげると、副交感神経優位になり夜の安眠効果が高くなる。

ついつい「ととのったので仕事するぞ！」としてしまうと、逆に覚醒して眠りにくくなってしまうため、サウナに入って美味しいものを食べたら、あまり夜更かしせずにコテッと寝てしまうのがベストだ。

またサウナーの中には、昼休みの時間やちょっと空いた時間を利用してすかさずサウナに入りにいく猛者(もさ)もいる。

どんなに勤労意欲の高い人だって、1日8時間（残業がある日はそれ以上）、ずっと

集中して働き続けるのは至難の業だ。であれば、集中力が落ちてきた午後の時間帯にサクッとサウナに行ってリフレッシュし、午後の仕事の生産性を高めることは極めて合理的だといえるだろう。

忙しい我々にとってサウナに入る時間をつくるのもなかなか難しいことかもしれないが、一度頑張って習慣にしてもらえれば、きっとその良さがわかってもらえるはずだ。ぜひ自分のライフスタイルに合わせて、サウナに入る時間をとってみてほしい。

サウナーのソウルドリンク「オロポ」

サウナに入ると汗をかく。サウナに入った後に体重計に乗ると400～500gくらい体重が減っていることもあるが、それだけ汗をかいて身体から水分が抜けているということだ。

従って、サウナに入るときの水分補給はものすごく重要である。水分が足りない状

態でサウナに入ってしまうと、意識を失うこともあるので、サウナに入るときには常に水分補給を心がけよう、というのはここまで何度かお伝えしてきた通りであるが、それでは一体、何を飲めば良いのか。

もちろん最もオーソドックスなのは普通の水で、気の利いた施設なら脱衣所などのすぐ飲める場所にウォーターサーバーなどを用意してくれているところもある。

それ以外でサウナーたちに大人気のドリンクといえば「オロポ」だ。

オロナミンCとポカリスエットを混ぜた飲み物のことで、西麻布の老舗サウナ、adam・eveがその発祥だと言われている。

ンを手軽に補給することができる。発汗によって失ったイオ

もしサウナ施設で「オロポ」を見かけることがあったら、ぜひ一度試してほしい。この味にハマり、「この1杯のオロポのためにサウナに入っていたのでは……?」などと思い始めたら、いよいよあなたもこちらの世界の住人だ。

自分だけのホームサウナを見つけよう

ここまでサウナの楽しみ方について色々と書いてきた。

しかし、これらはあくまで最もベーシックなおすすめの形であって、基本的には個人の好きなように入ってもらえれば良いと思う。

そしてそれは、サウナ施設についても同様だ。良い銭湯やサウナ施設はたくさんあるし、個人の好みによって良いサウナも異なってくる。コロナを機に、個室型の貸切サウナも増えてきた。

そこでぜひ、自分のホームサウナ（自分の本拠地となるサウナ）を見つけてほしい。

サウナ、水風呂、外気浴スペース、営業時間や所在地などの諸条件も含めて、自分にとって最もしっくりくるサウナを探すのだ。

もちろん、数あるサウナ施設の中からそんなサウナを見つけるのは、簡単なことではないかもしれないが、そこにたどり着いた暁には、そこがあなただけのサードプレイス、心落ち着ける至幸の空間となるはずだ。

僕らが16・5℃の水風呂に恍惚としてしまう理由

水風呂の温度は何℃がベストなのか。

サウナーならこのテーマで何時間も語られてしまうのではないだろうか。

プールくらいのぬるめが好きな人もいるし、キンキンに冷えていなくてはならないと主張する人もいる。

もちろん「人によって好みはそれぞれだ」と言ってしまえばそれまでだが、最も一般的には16・5℃くらいがベストの水温なのではないかと体感的に感じていた。

これまでは、それに対して「なぜ?」と聞かれても「気持ちいいから」としか答えられていなかったのだけれど、最近この「16・5℃が気持ちいいと感じる理由」の僕らなりの仮説が見えてきた。

人間には特に敏感に感じる温度のセンサーというのがいくつかある。

サウナ室の80℃と90℃、寒い地域の0℃とマイナス10℃だとあまり変わらないけれど、気温の25℃と35℃では同じ10℃の差でも全然違うといった具合に、1℃あたりの違いを大きく感じる温度帯もあれば、あまり感じない温度帯もあるのだ。

そしてこれらの温度センサーは生命活動の危機判断に用いられるため、そうした境目にある温度センサーは特に敏感だ。

43℃、すなわち「熱がこれ以上上がるとヤバい」となった場合に反応するセンサー。

ほかにも36℃なら、平熱以下になった場合に冷えてきたことを感知するセンサーなど、人体に警報を発すべき数値に達したときに、それまでは沈黙していたセンサーが反応するのだ。

実は16・5℃という温度も実はまさにこの境目にある温度帯だ。

加藤医師によると、これは医学的にはTRPA1と呼ばれる温度帯で、16・5℃の水風呂は、それまでずっと眠っていたこのTRPA1を叩き起こす。それによって身体は、生命の危機と気持ち良さのギリギリの境界の温度を感じ、それが僕らを恍惚感へといざなう。

■命が危険にさらされると 人の温度センサーは敏感になる

受容体	活性化温度閾値
TRPV1	43℃<
TRPV2	52℃<
TRPV3	32-39℃<
TRPV4	27-35℃<
TRPM4 TRPM5	warm
TRPM2	36℃<
TRPM8	<25-28℃<
TRPA1	<17℃

気持ちのいい 水風呂の温度帯

出典:富永真琴「知覚センサーTRPチャンネル」、「温度受容のしくみ」より著者作成

水温が1桁台などのもっと冷たい水風呂に入ると、冷たいと言うよりもはや痛いと感じる。それはそれでまた魅力のある水風呂だが、長時間入っているのは不可能だろう（ずっと入っていられるとしたら、温度センサーが壊れて麻痺していることになる）。

僕らが普段何気なく体感していることにも、意外にそれらしい根拠があったりするのである。

サウナと香りとレモンサワー

サウナを楽しむうえで意外と重要な役割を果たしているのが香り／アロマだ。ロウリュに使用するアロマ水、サウナ室の木の壁、フィンランドで使用されるヴィヒタ（白樺の葉の束）。もしかしたら汗のイメージが強いかもしれないが、サウナは良い香りで溢れている。

香りには大きく分けて2種類がある。交感神経を活性化する香りと、副交感神経を活性化する香りだ。前者はレモンやライムなどの柑橘系やメントールなどの清涼感のある香り、後者はラベンダーやローズマリー、各種の木の香りで、寝室にアロマを焚く場合は、こうしたリラックス系の香りを選んだほうがいい。

では、サウナではどうなのか。

サウナ室内に入ると、森のような、ウイスキーの古樽のような、木のいい香りがすることがある。これらはリラックス系の香りで、副交感神経が刺激される。しかし段々と熱くなってくると、身体は交感神経支配に傾き、副交感神経を刺激する香りと拮抗して、最初はいいなと感じられていたウッディな香りがちょっと邪魔に感じられてきたりもする。香りと自律神経の作用を、体感している瞬間ということだ。

さて、話は変わってサウナの後には、冷たくてシュワシュワしたものが飲みたくなる。確かに喉は渇いているし、身体も火照っているし、炭酸やアルコールの入った飲み物を身体が求めるのは致し方ない。

しかし、炭酸やアルコールの入った飲料には選択肢が多い。ビール、シャンパン、ハイボール、コークハイ、レモンサワーに緑茶ハイ。ではこれらの中から何がサウナ後にぴったりかというと、体感的にはレモンサワーが一番美味しいなと思っていた。

以前その話を加藤医師に話したところ「レモンサワーはレモンも炭酸も交感神経を刺激する要素で構成されていて、それは交感神経優位なサウナ室内での記憶を、追体

験しているんじゃないか」と言っていた。わかるようなわからないような話だが、や

っぱりサウナの後はレモンサワーだ。

ビール党の人には、コロナやオリオンビール、シンハーなど、暑い地域のビールが

やはり合うだろう。ライムを搾ればレモンと同じように交感神経が刺激できる。

何が言いたいのかというと、やっぱりサウナ後の酒は旨い。

まとめ 03 サウナの入り方

ととのう

サウナ

水風呂

外気浴

- 基本のサイクルは「サウナ→水風呂→外気浴」。
- セット数は1〜3セット程度。リフレッシュして活動したいときは少なめ、リラックスしたり、眠りたいときは多めに入ると良い。
- それぞれの時間の目安はサウナ：水風呂：外気浴＝4：1：5程度。水風呂は「温度の羽衣」ができるまでは入るのがおすすめ。
- 「気持ちいい」という感覚に従い、自分の好きなように入る。周囲の人と比較したり、我慢しない。

第 **4** 章

海外のサウナ事情

本場フィンランドのサウナ文化

僕らはもともと旅が好きだったこともあって、海外のサウナもこれまでたくさん巡ってきた。

そこで本章では、サウナの本場・フィンランドやその他の国の人たちが、どのようにサウナを楽しんでいるのかについて書いていこうと思う。

前章までの通り、フィンランド人にとってのサウナとは、僕ら日本人にとってのお風呂のような存在で、日常に溶け込んだ当たり前のものである。

その楽しみのメインは、なんといってもロウリュだ。

日本では、自分でロウリュできる施設はまだ少ないし、ドイツではスタッフがロウリュすることになっている施設が多いが、フィンランドでは基本的に入浴者自身が自分でロウリュする、セルフロウリュスタイルだ。

そしてロウリュには、蒸気を発生させてサウナ室内を快適な湿度にするという物理

的な機能のほかに、精神的な機能も大きいという。

フィンランドサウナ協会（ISS）理事マルコ・ハマライネン氏はこう述べている。

「ロウリュをするとき、私たちは自分自身の性格が出ます。各々ちょっと違ったロウリュをします。水を石にかけるとき、私たちはまるで石に話しかけているようです。蒸気が立ち上ったとき、石が私たちに何か答えているようです。私たちはそれを聞き、そして熱に身を任せます。まるでマッサージを受けているようで、自身がリラックスします。戦っているわけではありません。日本の茶道や柔道のように、これを私たちは〝ロウリュ道〟と呼ぶべきでしょう」（2009年6月日本サウナ・スパ協会全国総会〈帯広〉における講演より）

つまり自分で行うロウリュには、そこにサウナ、蒸気、熱、すなわち自分の外側にある世界との対話という意味があるのである。

フィンランド人の国民性と入浴マナー

フィンランド式の良いサウナに入っていると、なんだかフィンランド人が好きになってくるような気がする。

今回、フィンランド大使館で観光促進を担当する沼田晃一氏に、フィンランド人の国民性についてお話を伺った。

「基本的にフィンランド人には、他者を信用し尊重するというベースがあります。もちろん日本も治安は良い国ではありますが、フィンランドの公衆サウナ施設に『こういうことはしてはいけません』といった貼紙がほとんどないのは、日本とは大きく異なるところでしょう。暗黙の了解、ルールと信頼があったうえで、もしそれを破っている人がいたら、ちゃんと誰かが注意するようになっているんです」

フィンランドでは子どもの頃からサウナの入り方を自然に学ぶ。「これはしてはい

けない」「あれをしてはいけない」といった明確なルールはないけれども「こういうことをしたら他の入浴者に迷惑がかかるかな」とか「自分は熱めのサウナが好きだけれど、隣の人はぬるめが好きかもしれない」といった、**他者に対する想像力と思いやりを、サウナを通して身につける。**

フィンランド人は外に対して何かを主張したりアピールするのが得意な国民ではなく、どちらかというと内気でシャイな人が多いけれども、お互いがお互いを尊重し合い、自由でありながらみんなが快適に過ごせるサウナという空間をつくっているのである。

真冬でも湖や海に飛び込む

フィンランドでも、基本的には「サウナ→クールダウン→休憩」という僕らと同じサイクルでサウナに入浴する。

ただし、フィンランドには日本のような水風呂はない。

代わりにどうやってクールダウンするかというと、近くの湖や海にじゃぼんと飛び込むのがフィンランド式だ。しかも、湖の表面に氷の張った真冬であっても、その氷に穴を空けてスイミングをするというのだから驚きだ。

もしもこれが日本だったら「危険なので飛び込まないでください」という警告文がこれでもかと辺りに貼り出されること請け合いだが、フィンランドではそんなことはない。自らの責任において、自由を楽しむという国なのだ。

また、屋外のベンチで休憩していると、初めて会う人とも自然と会話が始まるのもフィンランドならではだ。そうしてストーブで炙ったソーセージ片手にビールでも飲めば、どんな人だって幸せを感じずにはいられない、というものだろう。

現地の人がわざわざ入る「スモークサウナ」

人口が５５０万人のフィンランドには約３００万個のサウナがあるという。車より

サウナのほうが多く、国民の2人に1人はサウナを持っている計算だ。たいていの家やワンルームのマンションにはプライベートサウナがついているし、会社や学校、病院などの公共施設にもサウナがある。従って「わざわざどこかのサウナへ入りに行く」という現地の人は意外にも稀で、公衆サウナの施設数も少ない。

しかし、今回ヘルシンキでの撮影に同行してくれたフィンランド人カメラマンのラウリによると、フィンランド人がお金を払ってでもあえて入りに行きたいと思うのは「スモークサウナ」であるという。

そこでここでは、フィンランド人も僕らも愛してやまないスモークサウナについて、語らせていただきたい。

現在フィンランドにあるスモークサウナの数は推定3万個程度といわれており、これは全体からみると、フィンランドにあるサウナの1%程度に過ぎない。

しかし、そもそも1930年代までの1000年以上もの間（電気式のストーブができるまでは）、フィンランドのサウナの大半はこのスモークサウナタイプのものであった。歴史的には、今では一般的な電気ストーブ式や薪ストーブ式のサウナより、ス

モークサウナのほうが人々にとって馴染み深いサウナであったのである。

スモークサウナは、基本的な構造は薪ストーブ式のサウナと同じで、異なるのは煙突がついているかどうかである。煙が充満している状態でサウナ室内に入ることはできないので、6〜8時間かけて火を焚いてサウナストーンと室内全体を温めた後、窓から煙を出して火を止めてから入浴する。

朝から火を焚き始めてようやく昼過ぎに入れるようになり、ススを上手に外に出すためにもスキルが必要とされるため、電気や薪のサウナに比べて時間と手間が非常にかかる。しかしながら、そこにはコトコトと煮込まれた手料理のような趣があって「わざわざ外のサウナに行かない」という現地の人をも例外的に虜にする。

僕らが実際にフィンランドでスモークサウナに入ったときの印象も、やはり普通のサウナと全く異なって、素晴らしいものだった。

まず、サウナ室内の温度は普通のサウナよりかなり高い。フィンランドの一般的なサウナが75〜85℃であるのに対し、スモークサウナの室温は焚き上がり時は100℃を超える。普通なら結構苦しさを感じる温度帯だ。しかしながら、独特の木と煙の香

128

りのおかげか、ロウリュによる十分な湿度のおかげか、スモークサウナでは、じんわりと熱が身体に沁み込んできて、最高に気持ちがよく、不思議と入れてしまう。

スモークサウナの室内は真っ暗で、別名「ブラック・サウナ」とも呼ばれる。室内には、ススを出すための小窓はあるが、そこからわずかな光が入るのみで、独特の神秘的な感じがある。長年付着したススによるあの黒さからは、新しいサウナでは絶対出せない歴史が感じられるのだ。

一度スモークサウナに入ると「とにかくアレに入りたい」「スモークサウナに入るためだけにフィンランドに行きたい」とまで思うようになり、鼻腔の奥にあの香りが記憶されて頭から離れなくなる。

国内では、長野県小海町の「フィンランドヴィレッジ」や、岡山県美作市の「パブリックハウス アンド サウナ 久米屋」など、まだ数えるほどしかスモークサウナを体験できる場所はない。

しかし、スモークサウナこそがサウナの原点だ。ぜひフィンランドに旅行に行く際には、必ずスモークサウナを経験してほしい。

サウナで季節を感じる

高緯度な地域にあるフィンランドの季節は、日本に比べてものすごく極端だ。夏は短く、1年の3分の1は冬である。夏場は夜になっても日の沈まない白夜で、冬場は逆に一日の日照時間が数時間しかない極夜と、かなりコントラストがはっきりしている。

フィンランド人は、この極端な季節のペース配分にもサウナを利用しているのではないかと、先述の沼田氏も話してくれた。

「例えば、サウナで使用するヴィヒタという白樺の若葉、これは6月の2週目ぐらいしかとれない、というかその時期を逃がすと葉が落ちやすくなり、良質なヴィヒタをつくることが出来なくなってしまうんです。そこでこの限られた期間にワーッとヴィヒタを作って、冷蔵庫などに保管しておき、12月24日に、ヨウルサウナというクリスマスサウナに入るときに保存してあったヴィヒタを出してきて、寒い冬の季節にサウ

130

ナで温まり、フレッシュな夏の森の香りを感じながら、恋しい春や太陽をじっと待つ。やっぱりこういう季節や自然の極端な国では、体内のリズムを自分でうまくコントロールする必要がありますから、自然にそこにサウナを使ってきたんでしょうね」

日本は四季の美しい国と言われているが、都会の生活ではなかなか四季は感じにくいし、年々春と秋が短くなり、異常気象も増えているような気がする。しかし、季節の移り変わりを感じながら過ごすことは、心身の健康にとってもやはり重要だ。季節を感じにくくなっている時代だからこそ、フィンランドの人がサウナでそうしているように、自発的に季節を感じようとしていくことが必要なのかもしれない。

温泉大国・ドイツのサウナ

フィンランドのほかにサウナ大国といえば、ドイツがその筆頭にあがるだろう。そもそもドイツは、サウナ大国というより温泉大国と言われている。火山国ではな

いのだがやたらと温泉が多く、浴場を意味する「Bad」がついた地名も多い。国指定の温泉保養地になっている源泉は約260もあり、バーデン・バーデンのような有名な温泉地も各地にある。

ドイツでは、この温泉の発展とともに、サウナも一緒に発展してきたのである。

まず、ドイツのサウナを特徴づけるのは、日本でも人気のサービスになっているアウフグースという文化だ。アウフグースはそもそも蒸気を意味するロウリュをドイツ語で表現した言葉であるが、一般的にはサウナ室内でスタッフがロウリュを行って蒸気を発生させ、客に向かってタオルであおぐサービスのことを指す。ドイツでは、フィンランドのように自分でロウリュを行わず、スタッフがロウリュするのである。

日本でもそうだが、ドイツでのアウフグースはショーのような様相を呈していて、アウフグース中にはかけ声が、終わった後には拍手が起きる。

アウフグースの世界選手権では、そのスキルやテクニックはもちろん、ストーリー性やエンターテインメント性によって競われる。そこに言葉は存在しないが、熱波とともにそのストーリーを身体に受ければ、汗と一緒に涙も流れるという。

また、ドイツのサウナのフィンランドと少し異なるところは、「汗を床に垂らしてはいけない」ということだ。

タオルを敷いて汗がしたたり落ちないようにしなければならず、垂れると怒られることもある。ドイツでサウナに行くときには注意しよう。

驚きの混浴文化

アウフグースのほかにドイツのサウナを特徴づけるのは、混浴の文化だ。

更衣室の時点から男女共用で、浴室内も共用、水着はもちろん、バスタオルを巻いて身体を隠すのも禁止で、完全裸な状態での男女混浴というのだから驚きだ。

ドイツのおすすめスパで、Vabali Spa Berlin というところがあるのだが、こちらももちろん男女混浴。18 ものサウナがある巨大な施設のため、何百人もの裸の男女がいて、さながらそこはエデンの園のような空間だ。

客の中には子どももお年寄りもいて、いやらしい感じは全くない。裸が文化となっており、混浴だからといって性的な話をしたり、そういう目で異性を見てはいけない、というのがマナーとしてきちんと守られているのだ。

日本人からするとちょっと驚きの文化ではあるが、ドイツに行ったらぜひこの混浴サウナを体験してみてほしい。

サウナグッズが充実しているエストニア

フィンランドから船で2時間ほどで行けるエストニアという国も、2014年にヴォーローマ地区のスモークサウナがユネスコの無形文化遺産へ登録された、知られざるサウナ大国だ。この国でも、家庭へのサウナの普及率がかなり高い。みんな家でサウナに入れてしまうので、エストニアの公衆サウナ施設はもう数えられるほどしか残っていないのだが、文化としてはしっかり定着している。

そんなエストニアのサウナは、施設としてはフィンランドのものとあまり変わらな

いのだが、面白いのは9割以上の人がサウナハットをかぶっていることだ。日本でもサウナーアイテムとして定番になりつつあるサウナハットとは、サウナ室内でかぶる帽子のことだ。これをかぶることによって、特に熱さを感じる鼻や耳などの顔まわりの体感温度を5℃くらい下げることができ、サウナに楽に入れるようになる。

しかしながら、実はフィンランドでは、サウナハットをかぶっている人はほとんど見かけない。タンペレでフィンランド最古のサウナに行ったときも、サウナハットをかぶっていたのは、「タイムズスパ・レスタ」と書かれたサウナハットをかぶった、日本人ただひとりだけだった。

なぜフィンランドではみんなサウナハットをかぶらないのか、理由はわからないが、そういうわけでみんながサウナハットをかぶっているエストニアのサウナの光景は、なかなか珍しく面白い。

また、エストニアでは同じく9割以上の人がマイ・ヴィヒタを持っている。前日使ったヴィヒタはビニール袋に入れて持って帰り、葉が落ちて古くなったら新しいものを買う。そして、各自自分のヴィヒタでバシバシと身体を叩いている。

に行ってみると良いかもしれない。

サウナハットやヴィヒタといったサウナグッズに興味のある人は、一度エストニア

今最も注目しているスイスのホテルサウナ

本書の執筆期間中にも、ヨーロッパの国々を中心にさまざまなサウナを巡っていたのだが、その中でも印象に残ったのはスイスのホテルサウナだ。

スイスもフィンランドと同じように寒い地域であり、冬場は部屋にいるかスキーをするかくらいの選択肢しかないため、必然的に室内でも楽しめるような設備が充実する。加えてスイスは、各国から富裕層が集まるリゾート地でもあるため、良いホテルにはかなりレベルの高いサウナがついている。

さらにスイスのサウナについて特筆すべき点は、水質が大変素晴らしいというところだ。周囲をとりかこむアルプスの山々から最高水質の天然水が豊富に湧き出ており、

しかもものすごく冷たい。

スイスのホテルサウナにはこの水がざばざばと大量に降ってくるシャワーが用意されており、キンキンに冷えた（恐らく10℃近い）アルプスの天然水を頭から浴びることができる。松尾に言わせれば「浴びる水風呂」で、その冷たさは1分間も耐えられないほどである。

この水シャワーのおかげで、水風呂に入るのと同等以上に、最高にととのうことができるのだ。

充実したサウナと最高級の水シャワー、スイスのホテルサウナは、とにかく「贅沢」なのである。

ニューヨークのサウナ

ニューヨーク最古のスパは1892年に創業のロシアン・アンド・ターキッシュバスというところで、ニューヨークには既に100年以上のサウナの歴史があるという

ことになる。ただし、この「ロシア＆トルコ式」という名称からもわかる通り、ニューヨークのサウナはフィンランドから直接伝わってきたというより、ロシアからの移民によってもたらされたようであり、今でもロシアンマフィアの会合の場所としてサウナが利用されているという。

そんな歴史のあるニューヨークのサウナもやはり最近になってブームが起きている印象で、エグゼクティブ層や若い女性たちが来るようになり、おしゃれでスタイリッシュなサウナが増えている。

1時間65ドルくらいから個室のサウナを2〜3人で貸しきって使えるHigherDOSEというサウナ施設は、現代アートを思わせるようなカラフルでビビッドなライティングが特徴的で、ニューヨークのセレブを中心に人気を集めている。

まさに「インスタ映え」するおしゃれサウナだ。

ニューヨークを訪れた際は、フィンランドのナチュラルな感じとはまた違った、都会的なサウナも体験してみてほしい。

ネイティブ・アメリカンのサウナ

海外からもたらされたものとは別に、実はアメリカには伝統的なサウナがあった。アメリカの先住民、ネイティブ・アメリカンの人々が、主に儀式の空間として使ってきたスウェット・ロッジである。

スウェット・ロッジとは、その名の通り汗をかくための小屋で、中央ではストーブによって石が焚かれている。屋外にはクールダウンのための水や休憩用のイスが用意されているところもあり、基本的な入浴方法は普通のサウナとだいたい同じだ。

ただし他のサウナと異なるのは、やはりその宗教的な要素で、スウェット・ロッジに入るということは、母の子宮の中に一度戻り、新しく生まれ変わるという意味を持っている。ロッジの中で歌を歌ったり、罪を告白したり、タバコを回してふかすようなこともある。

観光客向けにスウェット・ロッジを体験できるツアーもあるので、気になる人はぜひ行ってみてほしい。

松尾が体験した過酷なビジョン・クエスト

ネイティブ・アメリカンの儀式に、「ビジョン・クエスト」というものがある。これは部族の若い男性の「成人の儀式」のようなもので、観光客向けのオープンなツアーなどはほとんどないのだが、松尾が偶然これを体験したことがあるのでそのときの話をご紹介したい。

各部族によって微妙に内容は異なるのだが、松尾が体験したビジョン・クエストは、スウェット・ロッジに入って身を清めた後にアリゾナの山奥に5日間ほっぽり出されるというシンプルなものだった。ただし、この5日間、一切の物を持っていけないのに加えて断食・断水。5日後に迎えが来るまでは水も飲むことができない。体重は5日間で6kgくらい落ちる。

3日目ぐらいからは、まるで自分が死ぬのを待ちかまえているかのように頭上を鳥

140

が旋回し出す。狼やコヨーテと思しき声も聞こえて、ものすごく怖かった。

そうして無事に5日が過ぎると、ネイティブ・アメリカンの人が迎えに来て、もう一度スウェット・ロッジに入れられる。

5日間飲まず食わずで身体に水分がほとんどない状態でサウナに入ると、全身の毛穴や汗腺が開いてサウナ室内の水蒸気を身体に取り込もうとする。生きるか死ぬかの極限の状態において、身体は汗を流さずに逆に水を吸おうとするのだ。

今思い返しても、なぜあんなことをやったのかはよくわからない。

しかし、そんな話をしているうちに、いつのまにか「ととのえ親方」と呼ばれるようになったりもした。

ああいう刺激的なエッセンスも、それはそれで必要だったということなのかもしれない。

第 **5** 章

経営者たちのサウナ哲学

たったひとりの、導けなかったあの人

サウナの中にはビジネスの第一線で活躍する経営者や起業家、クリエイターの人も多い。

単純に僕らのまわりにそういう属性の人が多い、というのはもちろんあると思うのだけれど、やはり経営者層やエグゼクティブと呼ばれる人にサウナをすすめると、まず間違いなくハマってくれる。

松尾がこれまで「ととのう」状態に導いてきた経営者や著名人は間接的に指導した人も含めれば恐らく1000名以上にものぼるが、そのうちサウナの良さをわかってもらえず「ととのい」に導くことのできなかった人はたったひとり、ホリエモンこと堀江貴文氏のみだ。

自らを「カラスの行水」と称し、温泉も2分であがるという堀江氏には、サウナ浴のサイクルも長すぎたのか、一度は相方である秋山大輔がマルシンスパで、もう一度は松尾がニセコの温泉で、ふたりがかりの束になって試みたのだけれど、そのときは

サウナの良さをわかっていただくことはできなかった。しかし僕らは諦めてはいない。いつか堀江氏にも良いと思ってもらえるようなサウナ浴の方法を見つけてリベンジし、今度こそ彼をサウナーにしたいと思っている。

そう思っていた矢先（本書の執筆をしている間に）、堀江氏からご連絡をいただいた。なんでも「川の清流で水風呂に入ったときに、ととのいを感じた」そうである。直接的に「ととのい」に導くことは叶わなかったものの、これで一応、僕の接したすべての人に「ととのう」という状態を感じていただけたということになった。

これはもちろん「サウナがスゴい」ということではあるのだけれど、サウナには経営者層を特別に惹きつける何かがあるのではないか。そしてそこには、ビジネスや社会を大きく動かす力があるのではないだろうか。
そこで本章ではより奥深いサウナの秘密に迫るべく、何人かの経営者にインタビューにて話を訊いてみた。

なぜ、サウナでアイデアが生まれるのか?

起業家やクリエイターという切り口でサウナを語る際には「アイデア」というのがひとつのキーワードになるだろう。

もちろん普通のビジネスパーソンも自分でアイデアを出したり、決めなければいけないことは少なからずある。しかしながら、そもそも起業に際しては、人とは違うとびきりユニークなアイデアがなければ成功することは難しいし、経営のフェーズでも、熾烈な競争の中を生き残っていくために常に新しいことを考え続けなければならない。

だから彼らは、普通の人よりシビアな「アイデア」の世界を生きていると言っても、差し支えはないだろう。

そうするとまず考えられる仮説は**「サウナがアイデアを生み出す場として機能している」**ということだ。もちろんひとりで考え事や瞑想をするのに良い空間である、ということは前章でも書いた通りだが、そこからどうやってアイデアやインスピレーションというものにつながっていくのだろうか。

NEW STANDARD株式会社（2019年8月にTABI LABOから社名変更）の代表取締役社長・久志尚太郎氏に話を聞いた。

久志社長は中学卒業後に単身渡米、16歳でアメリカの高校を卒業＆起業、外資系IT企業を経て世界各国の放浪といった異色の経歴を持ち、2014年に再び起業。ローンチしたウェブメディア・TABI LABOは一大メディアへと成長し、ミレニアル世代に向けたアイデア・ライフスタイルを発信している。今、日本を代表する若手起業家のひとりだ。

また、サウナブームにはいち早く目をつけてフィンランド政府機関のVisit Finlandに観光資源としてのサウナ活用を提言。社内には熱波師の資格を取るほどサウナに熱狂している社員もいるほどだ。マインドフルネスやウェルネスなどの時代の流れもあり、サウナを活用した数々の企業プロモーションも手がけている。

海外で制作が進んでいるサウナのドキュメンタリー番組「PERFECT SWEAT」には、日本古来のサウナ文化を発見するナビゲーターとしても出演する、日本サウナ界の中心人物でもある。

久志社長はサウナでアイデアが生まれるメカニズムについて、次の通り解説する。

「サウナに入る前には頭の中にいろんな思考が渦巻いている。

『やばい、明日までにやらなきゃいけないんだった』『疲れたなぁ』『今日の上司マジでムカついたなぁ』『あれ、どうやって処理しよう』。

サウナに入ってこれらの思考に何が起きるのかというと、重要度が低いものと緊急性が高いものがスッと消える。熱くて複雑な思考ができないなかで、重要度が低いものは『くだらないからいいや』となるし、緊急度が高いものは『これはどのみちすぐやらなきゃいけないんだから、サウナから出たらサクッと終わらせよう』となるからだ。

そして、日頃後回しにされがちな『重要度が高く緊急性が低いもの』、つまり『本当に考えなきゃいけないもの』だけが残り、じっくりと考えやすくなる。

頭の中が一旦ゼロにリセットされ、忙しい日常の中で隅に追いやられていた潜在的な思考が『アイデア』や『インスピレーション』として顔を出す」

サウナはひとりで考え事をするのに良い空間ではあるが、久志社長が指摘する通り、確かに熱過ぎてそんなに複雑な思考はできない。同時に考えられるのはせいぜい1～2個の本当に重要なものだけだ。

そうやって強制的に雑念が取り払われた純度の高い思考が、結果的に「アイデア」として結晶化する。

従って、普段はあまり深く考えていない人が「サウナの神よ、アイデアをください！」とお参りに行くようにサウナに行っても、求めるものは得られないかもしれない。

あくまで複雑な思考の補助として、サウナという空間を利用するのが良いだろう。

サウナで考え、水風呂で決断する

「決断」もまた、経営者にとって重要なキーワードである。自分のみならず、社員や

会社の命運を握るような決断、経営の現場は常にその連続だ。

もちろん誰かに相談することはできるが、最終的に何らかの判断をくだし責任と覚悟を持てるのは経営者本人だけである。言うまでもなくそこには大きなプレッシャーがかかり、迷いが生じることもしばしばで、決断力こそ経営者の最も重要な資質と言っても過言ではないだろう。

さて、サウナ好きの経営者の間には**「サウナで考え、水風呂で決断する」**という言葉がある。ニコーリフレ会会長・中市忠弘氏による言葉だ。

重要な経営課題についてサウナでじっくり考え抜いた後、おもむろに水風呂に入る。

全身へのキーンという冷たい刺激とともに、思考と視界が一気にクリアになる。

すると、目に見えない課題の展望も開け「行けるかも！」というやる気と確信とともに「水風呂で決断する」のだ。

結局のところ、いくらあれこれ考えてみたところで、その決断が本当に正しかったかどうかはやってみた後でないとわからない。必要なのは迷いを断ち切り勇気を奮い起こすための空間である。

ただし、水風呂に入ってみたら「やっぱりこのアイデアはちょっと違うかも……」と思うことも当然あるだろう。そういうときのためにもうひとつの言葉がある。

「サウナで考え、水風呂で忘れる」

やるならやる、やめておくならやめておく。そうした「決断」に最適な空間が、水風呂ということなのだ。

忙しい経営者の最強の家

事業のフェーズや景気によって波はあるものの、特に起業したての時期の経営者というのはものすごく忙しい。先述の久志社長もこのように語る。

「サウナに入っていなかったら、こんなに仕事はできていなかった。ずっと休みなく仕事をしている中で、サウナに入っている時間だけが自分を唯一強制的に休ませてあげられる時間であり、サウナに入っていなかったらかなり精神的にまいっていたと思

う。「サウナには相当救われた」

　もちろん、なるべくバランスの取れた働き方の中で、リラックスのためにサウナに入るのは理想的だ。しかしながら、仕事の山場で忙しさとストレスが最大限に高まったときにも、サウナは心強い味方として僕らを支えてくれる。

　LINEヤフー株式会社の代表取締役会長・川邊健太郎氏も21歳で起業して最も忙しかった時期にサウナに出会い、いまや館山のご自宅にプライベートサウナをつくるほどの、筋金入りのサウナーとなった。

「ある日ものすごく働いて疲れたという日があって、夜中の2時くらいに勇気を出してサウナに行ってみたんです。すると、面白いくらいに気分がリラックスして、翌日の仕事もはかどったんですよ。それまでも休みの日などに1日釣りなどをして気分を変えていたことはあったんですけど、これだけ短時間の間に気分転換のできるものはサウナ以外にはないように思います」

そして、なんと川邊会長は、サウナに住んでいた時期もあったという。

朝、サウナに入って出勤し、夜はまた同じところに帰ってきてサウナに入り、その辺の二段ベッドや休憩スペースで寝る。たまにはマッサージを受けることもある。

日本を代表するIT企業の経営者が二段ベッドで雑魚寝というと、なんだか意外に思われるかもしれないが、ハードスケジュールをこなす経営者にとってサウナは最高に合理的な家でもあるのだ。

サウナでホテルを選ぶ時代

サウナーにとって最も合理的な生活空間はサウナであるから、どこか地方へ行く際もサウナを基準にホテルを選ぶ。たとえ1泊1万円以下のリーズナブルなビジネスホテルやカプセルホテルだって、そこに良いサウナがありさえすればそれでいいのだ。

特に最近のビジネスホテルのサウナの充実ぶりには、目を見張るものがある。

その中でもドーミーイン・グループのサウナは特にレベルが高く、地方に出張する際はまず、近くにドーミーインのホテルがないか探してしまうほどである。先日、韓国のソウルのドーミーインにも泊まったのだが、こちらのサウナもやはり素晴らしく、驚かされた。

さらに、カンデオホテルズ・グループのホテルでは、もはやビジネスホテルのレベルを超えたハイクオリティなサウナと部屋を提供しており、ビジネスホテルの今後の可能性をますます感じた。

また、先述の川邊会長は、地方出張の際には宿は取らずに各地方のご当地サウナに泊まっていたという。

そしてこのサウナ泊のスタイルがIT業界の若手起業家を中心にブームになっている。日本を代表するIT企業のトップがサウナに入り、サウナに泊まっているというのはやはり面白いようで、こうしたライフスタイルに憧れを持つ起業家が増えているのだ。

「どうせ出張なら」となるべく良いホテルに泊まって羽を伸ばすのも良いけれど、た

154

まには味のあるご当地サウナに泊まってみるのも良いかもしれない。

本質的な人とのつながり

サウナが人との距離を縮め、誰かと仲良くなるのに良い空間である、ということは第2章でも書いた通りだが、経営者という視点で見ても、サウナによって形成される人とのつながりには特別なものであるようで、川邊会長も次のように仰っていた。

「裸と裸で付き合うビジネスパートナーというのは、やっぱり少し特別ですね」

もちろん、グローバル化や多様化を極めるこの時代において、当然、異性のビジネスパートナーもいるだろうし、リラックスするためのサウナを、政治的な空間として利用したくないという人もいるだろう。

ただ、事実としてサウナにはそうした作用があるらしいのだ。

日本人がビジネスパートナーと交流する場所というと、やはり酒の席が主だと思う。

しかし「お酒を入れて、酔っ払って仲良くなる」というのは、なんだかその場限りの、どこか本質的でないような違和感があった。

一時のテンションでたまたま盛り上がっただけで、本当の意味で仲良くなれたのか、というとよくわからなかったし、その人が本音で喋っているのか、それとも何かの目的のためにおべっかを使っているのかを見分けるのも難しい。

一方で、サウナ室内では、相手の本質が見える感じがする。

名刺交換もせずに裸の、何も他の情報のない状態で相手と対峙していると、その人のタイプや自分と気が合うかどうか、というのがおのずとわかってくるのである。

フィンランドの人は日本人のように社交的ではない、どちらかというとシャイで内気な国民性であるけれども、サウナという空間が初めて他人と積極的に会話するための空間として機能しており、人の心を開かせる何かがサウナにはある。

今回の本の取材でフィンランドに行って、改めてそう感じた。

経営をしていると、この先もこの取引先と付き合っていくべきなのだろうか、ある
いは新しく取引を始めるべきかといった人間関係に関する決断も多く、またそれが
後々にとってかなり重要な決定になるケースも多いだろう。

食事での接待というのも良いけれど、そういった見極めの際にもサウナを利用して
みてはいかがだろうか。

汚れた世界への処方箋

サウナは個人に対して作用しながら、個人の集合体である国家や社会全体にも作用
している。

今回、現在の社会に対してサウナがどういった意味を持っているだろうか、という
ことについて面白い話を聞くことができた。

ちょうど最近もニューヨーク・サンフランシスコ・ロサンゼルスとアメリカの各都

市を巡っていたNEW STANDARDの久志社長によると、アメリカでは「マインドフルネス／瞑想」や「ウェルビーイング（身体だけではなく、精神面・社会面も含めた新たな健康）」というテーマが、このところもてはやされているという。

いずれもストレスが多く、歪んだ現代社会の中で、あるべき理想的な精神状態を獲得しようという全世界的な動きが背景にある。アルコールの販売が解禁された時のアッパーな感じと同じように（それが良いものであれ悪いものであれ）、今の時代が求めているものが解禁され、ひとつの大きな流れになっているのだ。

そもそも、この世界は疲弊し汚れている。

通勤時の満員電車、異常に暑い夏や大雨。「働き方改革」とは言われても依然として生産性も給与も低いし、巷には暗いニュースや政治家の失言、著名人の不祥事が溢れている。SNSでは常に誰かとつながり続けて24時間心が休まらない。

こうした今の日本社会で生きていると、だんだんと感覚は麻痺し「どうにもならない」「仕方ない」という絶望感だけが積もっていく。

しかし、そうした**現代人の心と身体の疲れを癒し、救済をもたらす唯一の光、それ**

がサウナである、と久志社長は語る。

また、オリエンタルラジオの藤森氏もこのように語っている。

「仕事でイヤな日もあるんですよ。スベる日あるんですよ。スベったとき、イヤ〜な汗出るんですよ。それが付着したまま寝ると気持ち悪いんで、それをサウナで内側から押し出さないと。だからサウナのない生活なんて考えられないんですよ。『サウナと結婚どっち取る？』って言われたらサウナ取りますもん」

今、世界中が混乱しながら、あるべき理想的な姿へととのいたがっているのである。

この、汚れた世界を救うために、といっては大げさだが、しかし個人の力ではどうすることもできない世界と向き合っていくために、僕らにはやはりサウナが必要だ。

「世界中の人がサウナに入って、ととのえば優しい気持ちになって戦争なんて無くなるかもしれない」

『サ道』に登場するキャラクター "イケメン蒸し男" もこう語る通り、この世界を救う鍵をサウナが握っている。

今の日本に必要なのは「内省」の空間だ

サラリーマンの日頃のストレス発散といえば「お酒」や「飲み会」はその代表格だろう。

一昔前のIT企業の経営者は、西麻布の高級クラブで「それシャンパンどんどん！」と派手に盛り上がる、みたいなことをみんなやっていたし、それがある種のステータスでもあった。

経営者に限らず普通の会社員にとっても「今日はよく頑張ったな」と思えた日は飲み屋やキャバクラに行き、なんならその後にカラオケも行って、一日の溜まった疲れやストレスをぱぁっと吐き出して明日の活力へと変える、というルーティンは馴染み深いものだろう。

しかし最近の、特に30代以下の若手経営者の間では、その様相は全く異なる。誰もそうした派手な飲み方はしていないし、そういうものにあまり価値を感じていない。

その代わりにどうやってストレスと向き合い、時間を使っているのかというと、やはりサウナだ。

先述の久志社長は、**重要なのはストレスの「発散」ではなく「内省」である**と指摘する。

「日本の居酒屋では、会社の会議よりよっぽど活発に発言（愚痴）して盛り上がっているサラリーマンを見かけますけど、あれはアルコールの力を借りたある種の『ストレス発散』ですよね。今この時代に必要なのは、『発散』ではなくて『内省』だと思うんです。疲れてる自分や頑張っている自分とじっくりと向き合うこと、認めて癒してあげること。だからこそ、より良い仕事のアウトプットへとつなげることができるので」

こうした若い世代の考え方は、僕ら少し上の世代からするとかなりストイックにも見える。

しかし「少ないモノで豊かに暮らす」という今の社会のトレンドにおいて、時間とお金をエコに使ってストレスと向き合い、なおかつそれを仕事にも活かすスキルのニ

ーズは、今後ますます高くなっていくだろう。

たまにはぱぁっとやるのも悪くはないけれど、ストレスから逃げずにじっくり向き合う「内省」の空間としてサウナを活用すれば、仕事のパフォーマンスも飛躍的に向上するかもしれない。

理想のサウナをつくろう

今回取材で訪れた川邊会長の自宅サウナについて、最後に少しご紹介したい。「自宅にサウナをつくりたい」と考えている人にも参考になるだろう。

千葉県・館山にある川邊会長のご自宅は、もともとはどこかの会社の保養施設で、しばらく使われておらず、購入した当時はほとんど廃墟同然だったという。

そこからDIYで色々直し、家の目の前にうっそうと茂っていた竹やぶも2カ月くらいかけて自分たちで刈った。刈り終わるとすぱっーと見晴らしが抜けて、目の前には見事なオーシャン・ビューが広がった。

せっかく切り開いた空き地に、まずは海での遊び道具を格納する倉庫をつくったが、いまいちパンチが足りない。「もっと楽しいものを建てたいな」と思って、海の見えるサウナとプールをつくった。サウナ室内で使用しているサウナストーブは「結婚指輪はいらない。サウナストーブをくれ。一生ものだから」といって今の奥様からプレゼントされたものだという。

僕らも実際に一緒にサウナに入らせてもらったのだけれど、サウナ室にも大きな窓があり素晴らしいオーシャン・ビューが望める。そして、サウナの後には、目の前に広がる海へ走って飛び込み、水風呂の代わりにするのだ。

「世界最大の水風呂っていうのが、俺にはいいんじゃないかと思って」

そう語る言葉の通り、サウナ後の海というのは水風呂ともプールとも川や湖とも全く違う。海水の中に潮の流れがあるため、真夏でもひんやり冷たく、浮力に身を任せてのびのび浮くのは最高に気持ちよかった。

夜、星を見ながら入るサウナと海も、これまた素敵らしい。

ちなみに、川邊会長がかつて取材に応じたムック『saunner』（2014年発売）の記事の終わりにはこう書いてある。

それが今の夢だ」

薪ストーブを置いてサウナにする。それで目の前の冷たい海にじゃぼーんと飛び込む。

「ところで自分のサウナもほしいですね。館山の家に小さなログキャビンをたてて、

「自分の理想のサウナをつくる」、それは僕らサウナーの共通の夢だ。

一見途方もなく見えるけれど、強く心に思い描き続ければいつかは叶うかもしれない。川邊会長のサウナは、そんな希望を感じさせてくれた。

YAMAHA×サウナのプロモーション事例

最近では、企業のプロモーションにサウナを取り入れるといった事例も増えてきた。

それだけサウナが、訴求力のあるものとして社会に浸透してきた証拠であると思う。

その中でも、久志社長が代表を務めるNEW STANDARD株式会社が手がけ、こうした企業プロモーションの走りとなったYAMAHAの事例について、少しご紹介しよう。

きっかけは、YAMAHAの担当者と新しい広告についての打ち合わせの中で久志社長から出た「最近サウナにハマっているんですよ」という何気ない一言だった。

「それ、面白いね」という先方担当者からの反応を受けて、サウナの企業プロモーションへの活用がトントン拍子に決まった。

しかし、どのようにしてサウナとバイクを絡めるか。企画はもちろんサウナ施設で考える。

そこで出たのは「車＝お風呂、サウナ＝バイク」というコンセプトだった。

「お風呂や車っていうのは無自覚で、当たり前に入ったり乗ったりする日常のものなんです。一方サウナやバイクは自覚的に『サウナに入ろう』『バイクに乗ろう』と思わないとなかなかその機会がない、非日常の存在で、ひとりでマニアックに楽しむもの。そこに共通点を見出しました。また、サウナに入った後にバイクに乗れば、風を感じながらととのうこともできますから」

そうしてまずテーマソングをつくり、ＣＭ「サウナとトリシティとサウナ飯でととのった」を公開、２００万回以上ＹｏｕＴｕｂｅで再生された。このＣＭにはサウナ界のそうそうたるメンバーが出演しており、もはやサウナのＣＭなのかバイクのＣＭなのかわからないくらい、サウナ界の人々にとってもインパクトの大きなものだった。

2018年からはサウナとバイクをテーマにしたWEB漫画シリーズを企画・制作し、単行本化も実現。全国のサウナ施設に無料配布した。こうしてサウナを題材に新しいコンテンツとプロモーションがどんどん生まれていく。

このYAMAHAの事例を経て、企業がスポンサーとなるサウナのプロモーション事例も徐々に増えてきた。

もし、「ウチの会社の商品もサウナとコラボできるのでは……?」と思ったらぜひ一度ご相談いただけたら嬉しい。

第 **6** 章

サウナはこれから、どこに向かうのか？

まだまだ進化するサウナシーン

ここまで、サウナブームの現在やその効用、入り方といったことについてご紹介してきた。

しかし僕らは、サウナが単なる趣味や健康法に留まるものだとは思っていない。サウナはこれからどういった概念へと発展していくのだろう。

最後はサウナブームの最前線についていくつかの事例をご紹介し、本書の締めくくりとさせていただこう。

茶の湯文化を継承するサウナ

松尾がプロデュースを手がけた修善寺の旅館・おちあいろうのサウナが2019年9月にお目見えとなった。

これは、老舗旅館の落合楼を株式会社Plan・Do・Seeが買い取ってリニューアルするにあたり、その起爆剤としてサウナもリニューアルしようという試みに端を発したプロジェクトであり、もともと「露天風呂を壊してインフィニティプールのような形にしよう」という案もあったが、「その土地の歴史や文化を継承した日本のコンセプトに合うものにしませんか?」と先方に提案し、露天風呂はそのまま水風呂に利用、その水風呂の上にガラス張りの水上コテージのようなサウナをつくった。

サウナ室内には躙り口から入り、ガラスの床からは水風呂が見える。そう、まさに千利休の茶室のような、誰も見たことがない新しいサウナだ。

ちなみにサウナを利用することができるのは、ホテルの宿泊者のみ。これまでは温泉やお風呂が旅館に人を呼び寄せていたが、これからはサウナも大きなアピールポイントとなるだろう。

また「日本を代表するサウナ施設」として、僕らがかねてより注目しているのが、2019年にリニューアルされた佐賀県の御船山楽園ホテルのサウナである。

御船山楽園とは佐賀県・武雄市にある江戸後期より続く日本庭園で、その庭を擁す

る御船山楽園ホテルは、この庭でチームラボの巨大アート展「かみさまがすまう森」を開催し、エントランスにもチームラボの作品を常設するなど伝統と革新を感じさせる高級ホテルだ。

ホテルオーナーは、ミシュランによる最高評価・5レッドパビリオンを獲得した日本を代表する旅館・竹林亭（ちくりんてい）と同じ小原嘉久社長（こはらよしひさ）。いずれの旅館もかつて一度は経営危機に陥ったこともあったが、社長持ち前のセンスと経営判断、そしてサウナーとしてのこだわりによって、V字回復を実現した。

今回は、この竹林亭と御船山楽園ホテルのオーナーを務める小原社長に、サウナリニューアルの背景について伺った。

「リニューアルのコンセプト策定にあたって、そもそも温泉旅館のベースとなっている『湯治』の意味を調べてみると『7日間以上温泉に入浴し療養する』というのが『湯治』であるということを知りました。しかし、現代人にとって『1週間以上の温泉入浴』はあまり現実的でない。もっと短期間のうちに、わかりやすく身体の疲労回復やリラックスといった効果を感じられるものはないか、と考えたときにサウナに思

い至りました。1泊や2泊というスパンに合わせ『サウナを活用した現代の湯治』という新しいカテゴリーを作りたいというのが出発点でした」

リニューアルの予算は当初の倍以上に膨らんだが、「わざわざ武雄の、人口5万人弱のすごい田舎の旅館、温泉旅館に人が来るのだろうか？　でもそこに圧倒的な何かがあって、それのためだけに行く、ということはある。そのためには尖ったコンテンツが必要だ」と考え、サウナーとしても経営者としても妥協のない、満足行くものを作ったという。

実際に僕らも御船山楽園ホテルのサウナに入ってみて、見たことのない斬新さと美しさにただただ圧倒され、今後はサウナ目的に武雄へ人が押し寄せるのもあり得るだろうと直感した。　現在小原社長が手がけているという竹林亭のサウナも、俄然楽しみになった。

また面白いのは、小原社長も茶の湯文化とサウナに共通点を見出し、意識的なディレクションを行っていたところだ。

「密閉された空間の中に、茶室で躙り口のところに刀を置いて丸腰の状態で茶室に入るように、丸腰の裸でサウナ室に入る。静けさと緊張感の満ちた空間でじっと自らと対峙し、お茶を点てるようにサウナストーンにロウリュする。こうしてみると茶の湯の文化とサウナはすごく似ているように感じます」

タナカカツキ氏の作品が『サ道』と題されているのも、僕ら日本人がサウナに対して精神性を追求し始めたのも、偶然のことではないだろう。

DNAに刻まれた数百年の文化とその精神を、サウナという全く別の媒体を通して僕らは追体験しているのかもしれない。

サウナが会社の福利厚生に!?

先述のNEW STANDARD株式会社代表取締役社長・久志氏は、サウナが社

員のQOL向上につながると考え、自社の福利厚生にも「サウナ補助制度」を取り入れた。社員がサウナに入浴する際にその費用の一部を会社が負担するというもので、利用率もかなり高いという。

この制度を取り入れて良かったことは、仕事が大変そうな社員や疲れている社員がいたときに、お互いに「サウナ行ってきたら?」と言い合えるようになったことだという。久志社長が社員からそう言われることもあり、サウナが「オフィシャルな逃げ場」として機能しているのだ。

職場で苦しみやストレスを抱え込んで、心や体を病んでしまったり「働きたくても続けられない」状況に追い込まれてしまう人は増えている。周りの人が「あの人大丈夫かな?」と心配に感じても、何と声をかけていいのかわからず結局見て見ぬふり、というケースも多いだろう。

しかし、「サウナ行ってきたら?」という言葉であれば、声をかけるほうもだいぶ気楽だ。

そもそも他者が抱える個人的な悩みに対して、一緒に解決方法を考えてあげるというのは難しい、というか不可能に近い。しかし、代わりにサウナへお互いに導いてあ

げることはできる。

「サウナは様々な悩みを解決してくれる」ということを、社員の全員がわかっているのだ。

今後日本のサウナーが増え、サウナー経営者も増えていけば、あなたの会社のオフィスにサウナができる日も来るかもしれない。

創造力を高める仕事空間・コワーキングサウナ

前項で「会社のオフィスにサウナができる日が来るかも」と書いたが、実は働く場所としてサウナを活用するという取り組みは既に始まっている。

コクヨ株式会社のサウナ部部長・川田直樹氏の提案によって実現した、スカイスパYOKOHAMAのコワーキングサウナ・KOOWORKだ。

5歳の頃から両親に連れられて空手の試合の振り返りの場としてサウナに通うというサウナ英才教育を受け、サウナのリフレッシュ効果を活用した勉強法で20代で一級

建築士に合格するなど、サウナエリートの道を歩み続けてきた川田氏は、30歳のときに上司として部下とのコミュニケーション空間の可能性を感じサウナを活用すべくコクヨ社内にサウナ部を発足し、企業サウナブームの礎を築いた。

そして2018年には建築士としての知識を活かし、新たな仕事空間としての「コワーキングサウナ」をサウナ仲間と共に企画設計・提案し、これを実現。

フィンランドにもコワーキングサウナはないので、恐らく世界初の取り組みだ。

コワーキングサウナの仕事における可能性について、川田氏はこう語る。

「私は、ビジネスは大きく創造型と課題解決型に分かれると思いますが、これからのAI時代では、ITが課題解決のほうにどんどん対応していく。そうすると、人間に求められるのは創造型の仕事です。

そして、その創造型の成果を生み出せる場所の1つが、コワーキングサウナだと思っています。

本来サウナの魅力は自然と人間が一体化している、"寄り添っている"空間であり、コワーキングサウナを設計する際にもそのことを意識しました。自然と人間が寄り添

うことでリラックスした空間を作り、思考が整理されそこで生まれる対話がアイデアにつながると考えています」

また、実際にこのコワーキングサウナをオープンした反響は予想以上に大きく、利用者からは「心身のリフレッシュで仕事にも良い影響が出た」「新しいアイデアが生まれた」「普段の3倍仕事がはかどった」など、多数の嬉しい声が寄せられたという。

昨今の働き方改革によって、自分の好きな場所で好きな時間に働けるといった自由な働き方もだいぶ浸透してきた。またサウナが企業価値として、健康経営にもつながる可能性を感じている。

テレワークが可能な会社にお勤めの方は、ぜひ仕事空間としてのサウナも一度試してみてほしい。

企業を横断する「月曜はサウナ部」

また、2019年4月には、先述の川田氏を代表とする有志企業7社の社員を中心に「JAPAN SAUNA-BU ALLIANCE」が発足し、「月曜はサウナ部」というプロジェクトが発表された。

これは一週間の出勤日初日となり、多くのビジネスパーソンが憂鬱さを感じている月曜日に、早めに退勤しサウナに行くことで、楽しく健康的な働き方を実現しようという、企業横断型の取り組みである。

部員を5人以上集めて社内に「サウナ部」を結成・登録し、対象のサウナ施設へ月曜日に行くと、1人1本サウナ公式飲料とも言われる「ポカリスエット イオンウォーター」がもらえるというしくみだ。

昨今のサウナブームを受けて企業内のサウナ部は増えているというが、これまでは企業間のサウナ部を有機的に結びつけるようなしくみはなかった。

しかし、この「JAPAN SAUNA-BU ALLIANCE」によって、様々な企業のサウナ部同士がつながり、サウナを通じた新しい企業連携の可能性が出始めた。「サウナが好き」から始まるオープンイノベーション。

サウナは自然と人をつなげるだけでなく、「人と人」もつなげてくれる。

今まさに、サウナが日本のビジネスシーンを活性化しているのである。

「月曜はサウナ部」HP
https://sauna-bu-alliance.themedia.jp/

観光資源としてのサウナ

また、観光資源としてのサウナ活用も近年急激に進んでいる。先ほど紹介したように国内のホテルや旅館でもそういった動きが出てきているが、フィンランドの観光プロモーションにおいても、今サウナが注目されている。

以前のフィンランド政府観光局は〝ムーミン〟や〝サンタクロース〟、〝オーロラ〟や〝マリメッコ〟に代表される北欧雑貨やファッションをメインの観光資源として押し出していた。日本人にとっての街中の銭湯のように、サウナはフィンランド人の生活に根付いた、あまりに当たり前の庶民的なものであったため、「サウナを観光の機軸にしよう」という発想が意外にも生まれなかったのである。

しかし、フィンランド大使館商務部の沼田晃一氏によれば、最近では「サウナ」を観光の中心に据えたフィンランドプロモーションの施策も活発になってきているという。

「特に映画『かもめ食堂』が公開されてからこれまでは、フィンランドへ行く理由というと、女性が雑貨を買いに行くとか、(これは他の北欧諸国にもあてはまりますが)北欧的なライフスタイルに対する憧れという部分が一番大きなものでした。また、ムーミンとオーロラとサンタクロースというのが観光資源として根付いていた一方で、フィンランドの政府観光機関が、サウナをプロモーションのコンテンツと

して推進したことは一度もなかったのです。それだけ、フィンランド人にとってのサウナとは、身近で当たり前のものでした。

しかし、フィンランドのホテルには必ずサウナもありますし、ヘルシンキ市内の公衆浴場やサウナのメッカと呼ばれる町・タンペレ、変わったところでは観覧車の中やバスの中など、フィンランドにサウナ施設は既にたくさんありますので、そこに注目してサウナツーリズムという形で磨きをかけるようになってきたのが最近のことです。

また、サウナ・フロム・フィンランドという組織ではフィンランドのサウナカルチャーを世界に発信し、本場フィンランドのサウナが海外でも楽しめるようにしていこうという活動をしていまして、最近は台湾へ初進出してサウナ・フロム・フィンランドプロデュースのストーブやサウナグッズが買えるようになりました。

こうしたフィンランドのサウナ文化を世界に広げていこうという取り組みは、今日本のみならず全世界的に起こっています」

こうしてフィンランドのサウナツーリズムが本格化してきたことは、結果的に日本のサウナ界にも良い影響を与えた。

本場・フィンランドのサウナが日本人にとってもより親しみやすいものとなり、サウナ文化の交流が一気に促進されたのである。

フィンランドの観光プロモーション戦略について、沼田氏はこう続ける。

「僕がフィンランドとプレゼンテーションを考えるうえでキーワードとなると考えているのは『安心』『安全』『清潔』の3つです。やはりサウナのような裸の付き合いをする空間というのは、まずキレイじゃなきゃいけないと思うんですよ。加えて、物理的なセキュリティがあるという『安全』と、落ち着けるという『安心』。これら3つの要素がそろってはじめて、観光資源としてのサウナが成り立つと思います。

やっぱり皆さんフィンランドにいらっしゃると、『ホッとする』って仰るんです。例えば、よくヨーロッパの方に出張で来られる方で『飲んだ後に〆るお茶漬けみたいな（ラーメンじゃないんです）感じで、ホッとする』と、わざわざフィンランドに1泊し、リセットしてから日本に帰るという方もいらっしゃいます。そうやって、『安心』『安全』『清潔』で、心落ち着ける国というイメージで、サウナとともにフィンラ

ンドという国をアピールしていけたらいいですね」

フィンランドというと普段はあまり馴染みのない国で、なかなか旅行先の候補にもあがらないかもしれないが、実はフィンランドは日本から最も短いフライト時間で行けるヨーロッパの国である（北極の上空を通過するため、最短で片道約9時間半ほどで行けてしまうのだ）。

サウナーになった暁には、ぜひ一度は本場フィンランドのサウナにも足を運んでみてほしい。

サウナのために旅に出る「サ旅」

観光資源としてのサウナやサウナツーリズムという概念が一般化してきたことで、サウナのために旅に出る「サ旅」も、今後ますます盛んになっていくだろう。

本田も今まではフィンランドやスイスに行きたいと思ったことなんてなかった。

これまで僕の旅の中心は「食」であったから、特に美味しいもののイメージがなかったフィンランドやスイスにはあまり興味はなかったし、8年前、まだサウナにそこまでハマっていなかった時代にフィンランドへ行ったときには「もう二度と来ないだろうな」と思ったほどだった。

それが今では、フィンランドもスイスも大好きになって「すぐにでもまた行きたい」と思うようになった。言うまでもなく、サウナのためであり、サウナで旅ができるようになったのだ。

また、久しぶりに食べたフィンランド料理は以前よりかなり美味しくなっていて、この国の新たな魅力との出会いにも繋がった。

「サウナのためならどこまででも行く」「このサウナのためにわざわざ行きたい」、そうして人が動き、お金が動き、新しい出会いとともに文化も生まれていく。

今、サウナはそうやって社会を回していく大きな歯車のようなものになりつつあるのである。

サウナで起きるイノベーション

冒頭でも少し紹介した通りだが、サウナには現在、本当にいろんなコラボレーションが起きている。

サウナとDJによるノリの良い音楽、サウナと有名レストランの料理、アウトドアサウナとキャンプとBBQ、サウナとバイクと旅、etc……。

サウナというものが持つポテンシャルによるものなのか、本当にその組み合わせと可能性は無限大に広がっているように思われる。これからもきっとどんどん新たな組み合わせが生まれてくるし、僕らもまた新しいサウナの楽しみ方やライフスタイルを生み出して、提案し続けていくだろう。

そうしてたくさんのサウナのイノベーションが起き、老若男女のみんながサウナに入って楽しめる、そんな社会になったらいいなぁと思う。

おわりに

このたびは、本書を手に取ってくださり、またここまで読んでいただき、本当にどうもありがとうございました。

今回はビジネス×サウナというテーマで企画のお話をいただき、僕らが体感的に経験してきたことに、一緒にサウナの研究をしている加藤医師や多くのサウナー仲間のご意見をいただいてなんとか1冊にまとめることができました。

直接サウナでお話しすることは叶わず残念ですが、読者の皆さまに少しでもサウナの魅力が伝わり、「気持ちいいなぁ」「ととのったー!」と、サウナでリラックスしていただくきっかけになったら、嬉しいばかりです。

少しだけ昔のことを振り返らせていただくと、僕らが互いにサウナーであることを知ったのは2016年9月のことでした。

もともと僕らは10年以上の長い付き合いをしていましたが、函館で開催された世界

料理学会というイベントへ松尾を連れて行ったときに、松尾がすさまじいサウナーであることがわかったのです。

連れてこられた松尾は当時あまりグルメに興味がなく、シェフやソムリエといった料理界の人たちと共通の話題がほとんどなかったため、自身の好きなサウナの話をするほかありませんでした。

料理学会の趣旨とまったく違う話ばかりするものだから、若干「何言っているんだ、この人」という雰囲気にもなりましたが、料理人の中にもサウナ好きな人はいて「じゃあ、明日の朝、入りに行こうぜ」となり、松尾が水風呂の気持ちよさを熱弁するうちに料理人たちはすっかりサウナにハマり、料理学会はいつのまにかサウナ学会になりました。

それから松尾はサウナを人に教えること（僕に言わせればサウナに「漬ける」こと）にますます熱が入り、札幌を訪れる経営者や著名人をランチ→サウナ→ディナーというコースでアテンドするうちに、いつのまにか「ととのえ親方」とも呼ばれるようになり、こうしてサウナを仕事にするようにもなりました。

サウナがつないでくれたご縁と、サウナによって廻ってきた人生。なんだか不思議な感じもするけれど、振り返ってみるとなんて幸せだったのだろうと思います。

さて、本書はサウナに関する本でしたが、その裏にあるメッセージは「もっと気持ち良くなろうよ」ということであろうと思います。

今回僕らや取材してきた経営者たちの、サウナ以外の共通点を振り返ってみると、それはみんな極めて快楽主義的であるということでした。

僕らがサーフィンやトライアスロンに励んだり、美味しいものを食べに行ったり、イベントで盛り上がるのも、サウナに入るのも、結局のところただ「気持ちいい」「美味しい」「楽しい」という純粋な快楽に従っているだけのことなのです。

なぜか今の日本には「我慢して、努力すべき」とか「ラクするのはズルいことだ」みたいな社会の誰かに押し付けられた観念があったり、楽しくて幸せそうな誰かを見ると嫉妬したり批判したりするような人もたくさんいるけれど、僕たちは本来もっと気持ちよくなっていい。

一度きりの人生なんだからめいっぱい楽しく、幸せになっていいんです。

そのための第一歩として、まずはサウナに行ってみてください。

本田直之

松尾　大

本書はKADOKAWAより刊行された単行本『人生を変えるサウナ術』を文庫収録にあたり、改題の上、加筆・改筆・再編集したものです。

巻末資料

サウナにまつわる用語集

■ **ロウリュ…**フィンランド語で、ストーブに水をかけ蒸気を発生させること。または、水蒸気そのものを指す。フィンランドのことわざで「サウナの魂」とも言われる

■ **オートロウリュ…**一定時間ごとに自動的にストーブに水がかかるようになっている設備のこと。これにより、サウナ室内が常に快適な湿度に保たれる

■ **セルフロウリュ…**入浴者が自分自身でストーブに水をかけロウリュを行うこと

■ **アウフグース…**「ロウリュ」を意味するドイツ語。ドイツでは基本的にスタッフがロウリュを行い、日本ではロウリュして熱波師がタオルで風を送るサービスのことを指す場合が多い

■ **ヴィヒタ…**フィンランドのサウナで使用される白樺の葉を束ねたもの。サウナ室内に吊るして爽やかな香りを楽しんだり、身体を軽く叩いて血行を促進したりする

■ **熱波師…**アウフグースサービスを行うスタッフ。訓練やスキルが必要な仕事のため、各施設のベテランは名物熱波師として有名になる

■ **ケロ…**樹齢200年を超えるという特別な木材。芳醇な香りを放ち「木の宝石」と呼ばれる。ケロ材を用いたサウナはケロサウナと呼ばれ、プロサウナにも評価が高い

■ **（温度の）羽衣…**水風呂に入った際に、自分の身体からの放出熱によってできるぬるめの水温の膜のこと。この羽衣があることによって、冷たい水風呂にも心地よく入ることができる

■ **シングル…**水温10℃未満、1桁台の水風呂。一般的に水風呂の最適な温度は16・5℃くらいなので、かなり冷たい。グルシンと呼ばれる

192

こともある

■ **バイブラ**…浴槽の底から泡が出て浴槽に広がるお風呂のこと。バイブラが入っている水風呂は羽衣ができないため体感温度が低くなる

■ **あまみ**…サウナと水風呂の交代浴によって皮膚に出る赤いまだらのような模様。一見気持ち悪く見えるが、身体がキチンと反応している良い証拠でもある（p78コラム参照）

■ **ととのう**…サウナ、水風呂の後の外気浴時に感じられる「ととのった！」と思わず声に出したくなるようなすごく気持ちいい状態

■ **ととのい椅子**…外気浴での休憩時に座るための椅子

■ **サウナストーブ**…サウナ室でサウナストーンを温めるために使用されるストーブ。日本では、電気式のものが多いが、薪式やガス式のものもある

■ **サウナストーン**…サウナストーブの上に置かれ

る石。ここに水をかけてロウリュすると、石の上で瞬間に水が蒸発し水蒸気が発生する

■ **サウナー**…サウナ愛好者。その道を極めた者は、プロサウナーを自称し始める

■ **サウナハット**…頭を熱から守るためにサウナ室内で着用する専用の帽子のこと

■ **サウナシート**…サウナ室内で座る際にお尻の下に敷くシート。海外のサウナでは、基本的に使用するのがマナー

■ **ホームサウナ**…自らが本拠地にしている、地元などのお気に入りのサウナ

■ **サフレ**…サウナフレンドの略。サウナを通じてできた仲間や友達を指す

■ **サウナ飯**…サウナ併設のレストランで提供される食事、もしくはサウナ後に食べるもの全般を指す。サウナに合うサウナ飯の探求もサウナの楽しみの一つ

■ **サ旅**…サウナを目的にした旅行のこと

おすすめサイト

【サウナ検索サイト／ホームページ】

■ 日本最大のサウナ検索サイト「サウナイキタイ」
https://sauna-ikitai.com/

■ サウナがみぢかになるサウナ専門口コミメディアサイト「サウナタイム」
https://saunatime.jp/

■ 「SAUNACHELIN（サウナシュラン）」
https://www.saunachelin.com/

■ フィンランド政府観光局公式ホームページ
https://www.visitfinland.com/ja/

■ 公益社団法人日本サウナ・スパ協会ホームページ
https://www.sauna.or.jp

■ 日本サウナ学会　https://www.ja-sauna.jp/

■ サウナがもっと楽しくなる！女性のためのサウナメディア
「Sauna meets Girl」https://saunameetsgirl.com/

【ブログ】

■ 「サウナ、水風呂、大好き　湯守日記」
https://ameblo.jp/spasaunalove/

■ 「じっとブログ ｜ 芯を食うサウナブログ」
https://ameblo.jp/saunamaster/

【Facebook】

■ 「サウナ同好会」
https://www.facebook.com/groups/1890903007812507/

【Instagram】

■ 「サウナコレクション（サウコレ）」
https://www.instagram.com/saunacollection/

【YouTube】

■ サバンナ高橋/しげおチャンネル
https://www.youtube.com/@shigeochannel/

■ マグ万平ののちほどサウナで
www.youtube.com/@user-kj3mr1gz2s

おすすめ作品

【書籍】

『マンガ サ道〜マンガで読むサウナ道〜』タナカカツキ、講談社／『サ道 心と体が「ととのう」サウナの心得』タナカカツキ、講談社／『マンガ サ旅〜マンガで読むサウナ旅〜』タナカカツキ、マガジンハウス／『医者が教えるサウナの教科書』加藤容崇、ダイヤモンド社／『医者が教える 究極にととのう サウナ大全』加藤容崇、ダイヤモンド社／『LAST PARADISE(ラストパラダイス) 死ぬまでに行きたい日本のサウナ』TTNE［編］、A-Works／『究極の「サウナフルネス」世界最高の教科書』Carita Harju(著)、こばやしあやな(翻訳)、東洋経済新報社／『サウナ語辞典』草彅洋平＋AMAMI(著)、誠文堂新光社／『いつか行ってみたい 世界の絶景温泉＆癒しのサウナ』パイ インターナショナル／『絶景サウナ旅』川邊実穂(著)、佐々木麻帆(写真)、三笠書房／『至福の北欧サウナ 知られざる歴史と文化のすべて』イェンス・リンデル(著)、ステファン・ヴェッタイネン(写真)、羽根由(翻訳)、グラフィック社／『サウナをつくる スウェーデン式小屋づくりのすべて』リーサ・イェルホルム・ルハンコ(著)、中村冬美、安達七佳(翻訳)太田由佳里(監修)、グラフィック社／『サイコーサウナ』五箇公貴、文藝春秋／『偏愛サウナめぐり』浜竹睦子、誠文堂新光社

【ムック・雑誌】

『サ旅 2024　サウナ＆スパ＆日帰り温泉＆スーパー銭湯』朝日新聞出版／『SAUNA BROS.』東京ニュース通信社／『BEST SAUNA』扶桑社／『Saunner 2022』小学館／『サウナ for ビギナーズ 2022』晋遊舎／『Saunassa』メディアソフト／『名医がやっている 正しいサウナの入り方』早坂信哉(監修)、宝島社／『Sauna Builder　DIYでサウナを作る本』ドゥーパ! 編集部、ワン・パブリッシング

【情報番組／ドラマ／映画／ラジオ】

情報番組『サウナを愛でたい』(BS朝日)／『サウナーーーズ』(WOWOW)／『サバンナ高橋の、サウナの神さま』(TOKYO MX)／**ドラマ**『サ道』テレビ東京／『湯遊ワンダーランド』テレビ大阪／『サウナーマン〜汗か涙かわからない〜』ABCテレビ／**映画**『サウナのあるところ（原題：Steam od Life)』／**ラジオ**「マグ万平ののちほどサウナで」MROラジオ

prospective cohort study." BMC Medicine [2018 Nov 29;16(1):219]

Ketelhut S, Ketelhut RG. "The blood pressure and heart rate during sauna bath correspond to cardiac responses during submaximal dynamic exercise.," Complementary Therapies in Medicine [2019 Jun;44:218-222]

John F. Helliwell, Richard Layard and Jeffrey D. Sachs "World Happiness Report 2019" (2019)

Mark Bosworth "Why Finland loves saunas" BBC NEWS, 2013/10/1 https://www.bbc.com/news/magazine-24328773

Mitchell Moffit & Gregory Brown "How Much Sleep Do You Actually Need?" AsapSCIENCE, 2014/7/27 https://youtu.be/SVQlcxiQlzI

「パーフェクトサウナー　オリラジ・藤森慎吾の真実」一般社団法人日本サウナ・温冷浴総合研究所、2016/3/7 http://saunners.saunasoken.jp/interviews/1.html

「コワーキングサウナを作ったサウナ部長に話を聞いたら、次世代の働き方の話になってしまった」ジモト情報発信メディアジモタツ、2019/3/6 https://www.jimotatsu.com/Work-Style/saunaclub-kickoff1.html

参考文献

公益社団法人日本サウナ・スパ協会「フィンランド式サウナ外交」フィンランド外務省事務次官(当時)ベルティ・トルスティラ氏(2010年5月第15回国際サウナ会議における講演)

公益社団法人日本サウナ・スパ協会「フィンランドにおけるサウナ7世代」フィンランドの設計技師(故人)ペッカ・トミーラ氏(2010年5月第15回 国際サウナ会議における講演)

公益社団法人日本サウナ・スパ協会「本物のフィンランドサウナの楽しみ方」フィンランド サウナ協会(ISS)理事マルコ・ハマライネン氏(2009年6月日本サウナ・スパ協会 全国総会〔帯広〕における講演)

佐藤優『知の教室　教養は最強の武器である』文藝春秋(2015)

富永真琴「温度感受性TRPチャネル」、『Science of Kampo Medicine 漢方医学』、Vol.37 No.3 2013、pp.164(4)-175(15)

中山眞喜男『サウナあれこれ』公益社団法人日本サウナ・スパ協会

水田拓道、植屋清見、日丸哲也、永田晟、山本高司「サウナ入浴法の検討：―入浴時間の設定が生体諸機能に及ぼす影響―」(1975)

「平成29年国民健康・栄養調査報告書」厚生労働省(2018)

Ernst E, Pecho E, Wirz P, Saradeth T "Regular sauna bathing and the incidence of common colds.," Annals of Medicine [01 Jan 1990, 22(4):225-227]

Laukkanen T, Khan H, Zaccardi F, Laukkanen JA "Association between sauna bathing and fatal cardiovascular and all-cause mortality events," Journal of the American Medical Association Internal Medicine [2015 Apr;175(4):542-8]

Laukkanen T, Kunutsor SK, Khan H, Willeit P, Zaccardi F, Laukkanen JA "Sauna bathing is associated with reduced cardiovascular mortality and improves risk prediction in men and women: a

Special Thanks（五十音順、敬称略）

秋山大輔(TTNE株式会社、サウナ師匠)、稲本健一(株式会社ゼットン創業者、株式会社ALOHALAB代表取締役、株式会社VALM取締役CCD)、岩田リョウコ(コラムニスト、イラストレーター)、エレガント渡会(天然温泉「湯の花」顧問、熱波師)、大橋直誉(フードキュレーター)、小原嘉久(御宿　竹林亭/御船山楽園ホテル代表)、加藤容崇(慶應義塾大学医学部特任教授、日本サウナ学会代表理事)、川田直樹(コクヨ株式会社サウナ部部長/サウナプロデューサー)、川邊健太郎(LINEヤフー株式会社代表取締役会長)、北村尚武(株式会社楽帆代表取締役社長)、久志尚太郎(NEW STANDARD株式会社代表取締役)、伍堂英太(TTNE株式会社)、小橋賢児(The Human Miracle株式会社代表取締役)、小西利行(クリエイティブ・ディレクター、コピーライター、株式会社POOL CEO)、こばやしあやな(サウナ文化研究家、フィンランド在住コーディネーター)、笹野美紀恵(実業家、モデル、サウナ・温浴施設プロデューサー)、塩谷隆太(形成外科専門医・医学博士、サウナドクター)、タナカカツキ(マンガ家、サウナ大使)、東海林美紀(写真家)、西生吉孝(共栄観光株式会社〔湯らっくす〕代表取締役)、沼田晃一(フィンランド大使館商務部観光担当、フィンランド政府観光局Visit Finland日本支局代表)、濡れ頭巾ちゃん(サウナー、ブログ「サウナ、水風呂、大好き　湯守日記」管理人)、野尻佳孝(株式会社テイクアンドギヴ・ニーズ代表取締役会長)、野田豊加(株式会社Plan・Do・See代表取締役)、浜野清正(株式会社萬世閣代表取締役社長)、浜田岳文(Foodie、旅人)、林克彦(株式会社勝毎ホールディングス〔北海道ホテル〕取締役社長)、福井仁美(実業家、サウナー)、古川久美子(TTNE株式会社)、マグ万平(お笑いタレント)、松本日出彦(日々醸造株式会社代表取締役社長、杜氏)、持田智之(株式会社9GATES.代表取締役)、YO-KING（ミュージシャン）、森實敏彦(株式会社タマディック代表取締役社長)、米山行孝(株式会社ウェルビー代表取締役)、若林幹夫(公益社団法人日本サウナ・スパ協会理事・事務局長)、渡辺泰生(TBSテレビプロデューサー)、渡邊友彦(NHKディレクター)、渡部健(お笑いタレント)

こころが片づく「書く」習慣

著　者　本田尚之
　　　　松尾　大（まつお・だい）

発行者　押鐘太陽

発行所　株式会社三笠書房

〒一〇二-〇〇七二　東京都千代田区飯田橋三-三-一
電話〇三‐五二二六‐五七三四〈営業部〉
　　〇三‐五二二六‐五七三一〈編集部〉

https://www.mikasashobo.co.jp

© Naoyuki Honda, Dai Matsuo, Printed in Japan
ISBN978-4-8379-8866-3 C0130

知的生きかた文庫

*本書は当文庫のための書き下ろしです。

*落丁・乱丁本は当社営業部宛にお送りください。お取替えいた
します。本書の内容の一部あるいは全部を無断で複写複製（コ
ピー）することは、法律で認められた場合を除き、著作権およ
び出版社の権利の侵害となりますので、その場合はあらかじめ
小社あてに許諾を求めてください。

C10075